LA EPIDEMIOLOGÍA
APLICADA A LA
MEDICINA DEL TRABAJO

LA EPIDEMIOLOGÍA APLICADA A LA MEDICINA DEL TRABAJO

MED. M. en C. OMAR GARFIAS ROJAS

Número de Control de la Biblioteca del Congreso de EE. UU.:		2012919410
ISBN:	Tapa Dura	978-1-4633-4129-9
	Tapa Blanda	978-1-4633-4128-2
	Libro Electrónico	978-1-4633-4127-5

Para pedidos de copias adicionales de este libro, por favor contacte con:
Palibrio
1663 Liberty Drive
Suite 200
Bloomington, IN 47403
Gratis desde EE. UU. al 877.407.5847
Gratis desde México al 01.800.288.2243
Gratis desde España al 900.866.949
Desde otro país al +1.812.671.9757
Fax: 01.812.355.1576
ventas@palibrio.com
379086

ÍNDICE

INTRODUCCIÓN 7

1   ASPECTOS HISTÓRICOS DE LA EPIDEMIOLOGÍA 15

2   CONCEPTOS BÁSICOS EN EPIDEMIOLOGIA.. 32

3   PROCESO SALUD / ENFERMEDAD 40

4   ECOLOGÍA HUMANA... 48

5   ECOLOGÍA, DEMOGRAFÍA Y SALUD 71

6   VARIABLE EPIDEMIOLÓGICA Y SU IMPORTANCIA EN
    LA MEDICINA DEL TRABAJO... 83

7   VARIABILIDAD EPIDEMIOLÓGICA 106

8   ESTRATEGIA DE LA EPIDEMIOLOGIA Y PROCESO
    DE CAUSALIDAD 127

9   RIESGO EPIDEMIOLÓGICO Y FACTORES DE RIESGO 144

10 EVALUACIÓN DEL RIESGO EN ESTUDIOS EPIDEMIOLÓGICOS......... 157

11 MEDIDAS EPIDEMIOLÓGICAS BÁSICAS 167

12 GENERALIDADES SOBRE INVESTIGACIÓN EPIDEMIOLÓGICA......... 188

REFERENCIAS... 207

SOBRE EL AUTOR.. 211

INTRODUCCIÓN

Los conocimientos sobre salud y enfermedad humanas, son la suma de contribuciones de gran número de disciplinas como la anatomía, microbiología, patología, inmunología, pediatría, radiología, etc., lista potencialmente larga; no obstante estas disciplinas, se pueden clasificar según sus conceptos básicos y método en tres categorías: una de ciencias básicas (bioquímica, fisiología, etc.) otro de ciencias clínicas (cardiología, neumología, dermatología, etc.) y la tercera de ciencias socio - médicas o medicina de población. En diferentes medios, la medicina de población se conoce también como medicina de la comunidad, medicina preventiva o medicina social. Este es el campo dedicado al estudio del proceso salud / enfermedad en poblaciones humanas. Su objetivo es identificar, a través del diagnóstico de salud, todos los problemas y necesidades sanitarias de poblaciones definidas y considerar los mecanismos por medio de los cuales se satisfacen o deben satisfacerse estas necesidades, así como solucionar los problemas detectados, incluyendo aquellos individuos que sin buscar la asistencia médica, resultaran beneficiados. Este enfoque requiere de técnicas y destrezas específicas, además de las necesarias para la práctica clínica. La medicina de población y en especial para la población trabajadora es necesario tomar en cuenta que ésta, tiene características propias; por ejemplo, la constituyen personas de ambos sexos, que tienen determinada edad (población económicamente activa), que trabajan en los diferentes sectores productivos, que algunos están protegidos por algún tipo de Seguro Social y otros no; con base a lo anterior para su estudio se requiere de la aplicación de técnicas y procesos sistematizados para el abordaje de las enfermedades que ocurren en la población trabajadora. En la práctica, la Epidemiología es la disciplina que proporciona este enfoque sistemático.

En varias ocasiones, la investigación epidemiológica ha revelado una causa específica de una condición morbosa en que es difícil imaginar como otro método lo hubiese podido revelar, por ejemplo: ningún examen médico, clínico o patológico de niños con malformaciones congénitas hubiera podido indicar que alguna de esas malformaciones se debía a que la madre tuvo rubéola o tomó Talidomida como antiemético, en el primer trimestre del embarazo. Otro ejemplo es el de la fibroplasia retrolental que tuvo aparición epidémica en los neonatos inmaduros que tenían que permanecer en incubadora, al inicio del uso de éstas. En éstos, como en otros casos, fue posible conocer la etiología específica, gracias al abordaje epidemiológico, pues al hacer la comparación cuidadosa de estas enfermedades entre los diferentes subgrupos de la población expuesta a los distintos factores de influencia ambiental sospechosa, se pudo establecer la asociación entre la exposición y la población específica.

Las enfermedades transmisibles, continúan siendo una causa de morbilidad importante, aún en los países desarrollados; sin embargo, en estos países, la incapacidad órgano- funcional y la muerte, se deben con mayor frecuencia a los accidentes de todo tipo, a las enfermedades mentales y a las enfermedades crónicas, degenerativas y a las neoplasias. La mayor parte de estos padecimientos, son el resultado final de la interacción de factores genéticos y muchos años de exposición a variables ambientales, sociales, psicológicas, fisiológicas y bioquímicas, entre otras. En una situación compleja como ésta, los estudios epidemiológicos han sido un método valioso para establecer asociaciones entre los factores de riesgo y las causas de algunas enfermedades; así, gran parte de los conocimientos sobre la cardiopatía isquémica, las neumoconiosis y el cáncer de vejiga de origen laboral, han sido adquiridos, a través de este tipo de estudios.

Las lesiones debidas a accidentes en tránsito, son un buen ejemplo de lo que patológicamente constituye una condición o grupo de condiciones relativamente simples con una etiología compleja que supone la interacción de muchos factores diferentes, tales como la calidad y el estado del automóvil y de la carretera, el momento del día y del año, la edad, el sexo, la influencia de drogas, tensiones emocionales y personalidad del usuario. Otro buen ejemplo, lo constituyen los accidentes de trabajo; algunos de los factores que intervienen en la ocurrencia de este tipo de accidentes son: la fatiga, la monotonía, el descuido, la inexperiencia y la actitud de patrones y trabajadores frente a las precauciones y regulaciones de seguridad. Los estudios epidemiológicos sobre la relación entre la incidencia de lesiones y estas variables, han permitido la identificación de los factores de riesgo más importantes y la combinación de estos factores, ha resultado valiosa, desde el punto de vista de las tentativas, para controlar la morbilidad y mortalidad de los accidentes en tránsito y de trabajo. Además, los estudios epidemiológicos han aportado valiosas contribuciones sobre las enfermedades de trabajo, confirmando condiciones patológicas sospechosas y revelando patologías preclínicas en relación con la contaminación ambiental en los centros de trabajo.

Las observaciones epidemiológicas con frecuencia revelan relaciones de significado etiológico incierto o no específico; por ejemplo, el análisis de los datos de las estadísticas vitales y de la salud, llamó la atención sobre la asociación entre las clases socioeconómicas bajas y la tuberculosis, la gastroenteritis infantil y la bronquitis crónica. Observaciones de esta naturaleza, han desempeñado una importante función en la investigación médica, ya que a menudo han sugerido hipótesis etiológicas que han orientado a realizar estudios tanto analíticos, como experimentales y con frecuencia, como resultado de estos estudios, se han sugerido las medidas de control pertinentes. No obstante, la relación causal en epidemiología, trata de uno o de varios factores de riesgo y de su asociación con un efecto, sin olvidar que un solo factor de riesgo puede desencadenar efectos diferentes. Además, el ser humano presenta tanta variabilidad que la epidemiología, al tratar de probar una hipótesis, siempre debe tener en cuenta y en forma exhaustiva todas las circunstancias posibles, pues las variables se presentan como una propiedad no constante, que cambia o puede cambiar en un individuo o entre varios individuos dentro de un grupo o entre varios grupos.

Por otro lado, el primer estudio en el campo de la **Medicina del Trabajo**, que podríamos etiquetar de epidemiológico, fue publicado en 1775 por **Sir Percival Pott**, quien llamó la atención sobre la elevada ocurrencia de cáncer de escroto entre los deshollinadores. A pesar de que **Sir Percival,** no pudo explicar el mecanismo de dicha enfermedad, describió la conexión entre una exposición en el trabajo, limpiar chimeneas y dicho tipo de cáncer; como se sabe, la etiología precisa de la enfermedad se aclaró más tarde. La observación de **Sir Percival,** es un ejemplo de cómo un epidemiólogo puede inferir una relación causal entre una exposición y una enfermedad a pesar de que no se conozca el mecanismo biológico de actuación.

Hay otros ejemplos en los que la observación de una asociación epidemiológica ha facilitado la primera pista de una conexión causal entre una exposición en el trabajo y una enfermedad, mucho antes de que el mecanismo fuese conocido: entre los estudios iniciales, se hallan los de **Pirchan y Sikl**, que demostraron que casi la mitad de los mineros de las minas de oro y plata de Joachmisthal y Schneeberg fallecían por cáncer de pulmón (más tarde se demostró que era debido a los derivados del radón); los de **Sir Richard Doll,** que demostró un exceso de cáncer de pulmón en los trabajadores del gas; y los de **Case y colaboradores,** *que observaron un exceso extremadamente* *elevado de cáncer de vejiga en los trabajadores expuestos a aminas aromáticas en la producción de tintes.*

Los estudios de Doll, de Case y colaboradores, representan el inicio de la Epidemiología ocupacional moderna; sin embargo esta, tuvo un gran atraso, el que puede explicarse en parte por el subdesarrollo de la epidemiología de las enfermedades no infecciosas puesto que el estudio epidemiológico de las enfermedades degenerativas crónicas y de las enfermedades neoplásicas, no tuvo lugar sino hasta los años 50s. del siglo XX. Otra explicación podría ser que la **Medicina del Trabajo,** fue básicamente una disciplina clínica hasta los años 60s y aún se encuentra en estas condiciones en algunos países.

Otro factor que puede explicar el atraso en **epidemiología ocupacional** es que los casos de patología clínica originada por el trabajo no se detectan con oportunidad y por lo tanto no se registran, lo que limita la motivación para estudiar las manifestaciones tempranas o las secuelas tardías en el ámbito de grupo; no obstante, la causa de un caso típico de enfermedad de trabajo es evidente, incluso sin ninguna investigación, pues todo médico con nociones básicas de medicina del trabajo, se da cuenta de que la etiología de intoxicación por plomo es la exposición al plomo.

Hoy en día la máxima preocupación está en los efectos subclínicos o a largo plazo de las exposiciones en el trabajo; como consecuencia, el interés de los investigadores se ha orientado hacia el estudio de dichos efectos. Estas manifestaciones por lo general no son específicas y, desde un enfoque clínico centrado en el individuo, no siempre pueden relacionarse con una determinada exposición o con una combinación de exposiciones. Establecer una asociación causa - efecto entre la manifestación de una enfermedad y una exposición ocupacional, requiere de él estudio de un grupo de individuos y a veces de extensas poblaciones, por lo tanto, casi siempre se impone el enfoque epidemiológico.

Una enfermedad de trabajo típica, representa el extremo de un continuo, el otro extremo viene representado por las enfermedades relacionadas con el trabajo, cuya etiología se encuentra en el trabajo, incluso las enfermedades cuya etiología no es de trabajo, debido a que las manifestaciones se agravan o se exacerban como una consecuencia de la exposición a factores ocupacionales, por lo tanto, estas pueden considerarse como enfermedades relacionadas con el trabajo; por ejemplo, una lesión de origen deportivo en la espalda se agrava notablemente, si el trabajo se desarrolla en posición encorvada y por ello, los síntomas se consideran relacionados con el trabajo. La Organización Mundial de la Salud (OMS) ha definido recientemente las enfermedades relacionadas con el trabajo, abarcando la totalidad de su espectro, no refiriéndose solamente a las enfermedades típicas con compensación económica. *El estudio de esta morbilidad multicausal se ha convertido recientemente en otra misión de la epidemiología aplicada al trabajo.*

La identificación de los factores etiológicos aislados de una enfermedad con etiología multicausal, es decir, la determinación de la fracción etiológica ocupacional, requiere de técnicas epidemiológicas perfeccionadas, las que deben ser más específicas cuanto más débil es el factor de interés; sin embargo, puede ser importante identificar factores etiológicos ocupacionales débiles en virtud de que puede eliminarse la causa, al adoptar, en el lugar de trabajo, medidas de prevención.

Las enfermedades relacionadas con el trabajo, caracterizadas por un largo y silencioso período de latencia entre el inicio de la exposición al factor causal y la manifestación de la enfermedad, están adquiriendo cada vez más importancia en Medicina del trabajo. Muchas enfermedades degenerativas crónicas pertenecen a esta categoría, como por ejemplo, las enfermedades músculo - esqueléticas, las cardiovasculares y diversos trastornos pulmonares; el cáncer relacionado con el trabajo, probablemente, es la más estudiada de las enfermedades de trabajo.

Estos son algunos de los desafíos que han llevado a la medicina del trabajo a evolucionar desde la clínica a una disciplina de orientación epidemiológica. En medicina del trabajo, la prevención no sólo es importante sino que tiene más posibilidades de éxito que en otros campos de la medicina. En principio, aunque no siempre sucede en la práctica, la prevención de los accidentes y enfermedades de trabajo es algo sencilla: en primer lugar debe identificarse el agente etiológico, a continuación deben cuantificarse sus efectos y, por último, ha de eliminarse el agente. La investigación epidemiológica tiene un papel importante en los dos primeros pasos de esta cadena, al ayudar a identificar y cuantificar a los agentes agresores.

El estudio epidemiológico de las enfermedades relacionadas con el trabajo, puede ser tanto descriptivo como etiológico (a menudo el término analítico se usa en lugar de etiológico). La principal función en la epidemiología aplicada a la medicina del trabajo, es asociar la presencia de morbilidad a exposiciones en el trabajo (el término exposición se usa a lo largo del presente texto en un sentido muy amplio) es decir, el estudio de la ocurrencia de enfermedades en relación con los determinantes relacionados con el trabajo. En otras palabras, **la Epidemiología aplicada a la Medicina del Trabajo,** se ocupa de la relación de ocurrencia entre las enfermedades relacionadas con el trabajo y los factores que determinan su aparición y curso. La relación de ocurrencia es un término que **Miettinen,** usa de forma concreta para describir el estudio de la relación entre un parámetro de resultado (morbilidad) y sus determinantes (características de las que depende la morbilidad). Podemos decir que el estudio de las relaciones de ocurrencia es el verdadero objetivo de la investigación epidemiológica; la relación de ocurrencia puede ser vista tanto en términos descriptivos como causales. El primer paso en la investigación de un problema etiológico es la búsqueda de relaciones causales hasta el punto de que la metodología epidemiológica provee los fundamentos para juzgar la probabilidad de causalidad. **Uno de los aspectos más importantes de la Medicina del Trabajo es la prevención**: una prevención efectiva no es factible si no se conocen las causas de la enfermedad que vamos a prevenir; el siguiente paso es caracterizar la relación de ocurrencia en cuanto a factores que la modifican. La descripción de los aspectos cuantitativos de una relación de ocurrencia no siempre es necesaria para entender la naturaleza de un problema científico, pero este conocimiento es importante para establecer asociaciones de exposición - efecto y exposición - respuesta, que son importantes para la actividad administrativa de elaboración de normas y estándares.

Cada enfermedad o lesión tiene su propia epidemiología, de ahí que términos tales como epidemiología del cáncer, epidemiología de los accidentes y epidemiología de las enfermedades cardiovasculares sean de uso común. El término **Epidemiología aplicada a la Medicina del Trabajo** o epidemiología ocupacional, puede considerarse como una abreviatura de epidemiología de las enfermedades ocupacionales o de trabajo, que son consecuentes con las clasificaciones centradas en las correspondientes enfermedades originadas en el trabajo. Por otro lado, la epidemiología ocupacional también podría considerarse centrada en los determinantes, en cuyo caso abarcaría el estudio de todas las consecuencias para la salud, tanto de morbilidad, mortalidad, como preventivas, resultantes de factores ocupacionales. El hecho de que ningún sistema de clasificación abarque todo lo comprendido bajo el nombre de **Epidemiología del Trabajo**, puede servirnos de ejemplo para ver el desorden que aún existe en el pensamiento epidemiológico.

El denominador común de los estudios epidemiológicos de diversas enfermedades y accidentes, es la metodología no experimental, la que es similar para todos los estudios en sus aspectos más relevantes, aunque existen diferencias de detalle: la investigación epidemiológica es de tipo no experimental, con excepción de los ensayos clínicos y quizá de algunos estudios de intervención. Existen diferencias notables entre las investigaciones experimentales y las no experimentales: en los experimentos los investigadores pueden disponer de unas óptimas condiciones controladas, pueden decidir qué individuos (generalmente animales de experimentación) serán asignados a las categorías de exposición y a las de no - exposición (por ejemplo, intensidad, duración y grado de variación) asimismo, pueden asegurar que no se produzcan interferencias en las exposiciones y pueden estandarizar otros factores del entorno que podrían interferir en el fenómeno estudiado (alimentación, luz, temperatura, etc.). Las variables de resultado también pueden medirse bajo condiciones controladas; por el contrario, en la investigación no experimental, los investigadores tienen escasa o ninguna influencia sobre estas condiciones; esto es un obstáculo severo para el estudio de las relaciones causales, por lo tanto, en los estudios etiológicos el planteamiento experimental tiene mucho más ventajas que el no experimental, lo más conveniente es la posibilidad de **randomizar** a los sujetos, lo cual sólo puede realizarse en la investigación experimental. El término **randomización**, significa que los sujetos, animales o personas, son asignados de forma aleatoria al grupo expuesto y al grupo no expuesto. El objetivo de la randomización es eliminar los errores sistemáticos debidos a las características propias de los sujetos, tales como la edad, factores genéticos y estado nutritivo. Cuanto más extensos sean los grupos, mayor será la probabilidad de éxito en la randomización; sin embargo, si los grupos son pequeños, dicha distribución puede fallar debido al azar; es como lanzar una moneda 100 veces o sólo 10, en el primer caso la probabilidad de una distribución equitativa entre caras y cruces es mayor que en el segundo. Aunque los experimentos generalmente tienen más fuerza para establecer relaciones causales que los estudios no experimentales, la epidemiología, por muchas razones tiene un papel importante en la investigación médica. **En primer lugar**, es más natural estudiar las enfermedades humanas en los propios seres humanos. **En segundo lugar**, en los seres humanos los experimentos que conlleven exposiciones perjudiciales, rara vez son aceptables desde el punto de vista ético. Por otro lado, en **Medicina del Trabajo,** son escasos los problemas que pueden estudiarse con base en experimentación humana. **En tercer lugar**, muchas enfermedades relacionadas con el trabajo, requieren años e incluso décadas para desarrollarse, por lo tanto, experimentos de tan larga duración no son factibles. **Cuarto,** no hay modelos animales apropiados para ciertas enfermedades, como por ejemplo, los trastornos lumbares, que por consiguiente deben ser estudiados en los propios seres humanos. **Por último**, la extrapolación desde los animales de experimentación a los seres humanos, está plagada de problemas debido a diferencias existentes en la estructura genética, metabolismo, conducta y otros aspectos.

Tales consideraciones explican por qué la investigación epidemiológica ha sido y es aún, una fuente importante de conocimiento médico y la **Medicina del Trabajo** no es una excepción, pues los trabajadores se encuentran expuestos continuamente a una gran variedad de factores biológicos, químicos, físicos y psicosociales, en su ambiente de trabajo. **Aunque la meta de la Medicina del Trabajo es crear condiciones saludables en el trabajo**, no puede negarse el hecho de que persisten tales exposiciones, pues los niveles de exposición en los distintos lugares de trabajo son, en general, de mayor magnitud que los que se encuentran en el ambiente general. De este modo, el universo de trabajo (lugares de trabajo, trabajadores, maquinaría, herramientas, microatmosfera del trabajo, etc.) nos sirve de modelo para el estudio de los efectos de los factores agresores a la salud de los trabajadores y que están presentes en el medio ambiente general o ambiente vital.

En los siguientes capítulos, el lector encontrará: una reseña histórica de la epidemiología y el tránsito de la antigua a la nueva epidemiologia, con la finalidad de conocer cómo nace la epidemiología y la evolución que ha tenido esta disciplina; los conceptos básicos en epidemiologia; el proceso salud/ enfermedad; la ecología humana; conceptos sobre: ecología, demografía y salud; la variable epidemiológica; fuentes de variabilidad epidemiológica; la estrategia de la epidemiologia y proceso de causalidad; el riesgo epidemiológico, los factores de riesgo, las medidas epidemiológicas básicas y finalmente generalidades sobre investigación epidemiológica.

Esperamos que el lector, principalmente aquellos que se inician en la Medicina del trabajo, encuentren en las siguientes páginas, la respuesta a algunas interrogantes que aparecen en la práctica de esta Especialidad.

ASPECTOS HISTÓRICOS DE LA EPIDEMIOLOGÍA

Hasta donde llegan nuestros conocimientos, los términos epidémico y endémico, se derivan de **epidemeion** y **endemeion**. El utilizar estos términos, con base a su correcta etimología, era con la finalidad de diferenciar las enfermedades que visitan a la comunidad (el verbo epidemeion significa visitar) de las que residen en ella, sin contener el significado que posteriormente se agregó como la de una enfermedad en una determinada población y que rebasa su frecuencia usual. Por lo tanto, consideramos que es necesario tener presente esta característica de visitante, en razón de su utilidad puesto que configura la base que sustenta la metodología que se aplicará para el estudio de los problemas de salud de una comunidad.

Hipócrates empleo las palabras epidémico y endémico en la Escuela de Cos hace 2400 años y en su estudio aires, aguas y lugares, también se refirió a lo que hoy en día constituye la base de las investigaciones epidemiológicas descriptivas, es decir: la distribución de la enfermedad en términos de tiempo, espacio y población afectada; en sus aforismos estudió la distribución de las enfermedades de acuerdo con la estación y la edad, en otras obras puso de relieve la influencia de otras condiciones como el clima, la constitución física del individuo y sus hábitos.

Posteriormente, la palabra epidemiología, se utilizó en España a fines del siglo XVI por **Angelerio,** médico de aquella época, quien escribió un estudio sobre la *peste* titulado Epidemiología.

En nuestra revisión bibliográfica, a pesar de haber buscado en diferentes países la existencia de otros libros o estudios en los que se utilice la palabra epidemiología, no encontramos ningún otro uso de este vocablo sino hasta el comienzo del siglo XIX, en 1802 se empleó en el título de un libro escrito por el médico español **Villalba**, en su obra titulada ***Epidemiología española***, se compilan todas las epidemias y brotes de enfermedades registradas en España desde el siglo V a. C. hasta 1801 y aunque *la peste* es la epidemia descrita con más frecuencia, también se describen con detenimiento otras enfermedades epidémicas como la *malaria,* enfermedad que merece mencionarse, toda vez que se trata de una enfermedad epidémica típica con profundas raíces que impactan en el desarrollo socioeconómico de la población que sufre esta enfermedad..

Otra contribución española importante fue la de **Casal**, un médico que vivió y ejerció la profesión en el norte de España en Asturias, durante la primera mitad del siglo XVIII. En esa época estaba ocurriendo una nueva enfermedad a la que la gente llamaba ***mal de la rosa*** debido a la dermatitis que producía. Más tarde esta enfermedad llegó a conocerse con el nombre italiano de ***pelagra***. **Casal** comenzó a indagar por qué esa enfermedad aparecía allí y por qué la gente decía que era nueva, llegó a la conclusión de que la enfermedad debía ser resultado del régimen alimentario, ya que la mayoría de la gente afectada era la más pobre de la zona y cuando examinó el régimen alimentario, encontró que quienes contraían la enfermedad no comían carne ni huevos ni nada que fuera costoso: comían maíz, que era el artículo más barato y del que se disponía en abundancia. Este grano se había introducido procedente de América en calidad de alimento para el ganado, lo que lo hacía muy barato y la gente lo comía casi de manera exclusiva. Casal, al estudiar lo que él llamó la **historia natural de la enfermedad**, descubrió que la demencia era la última etapa del mal de la rosa.

Después de **Casal**, durante el siglo XIX, el debate teórico giró en torno a sí las enfermedades eran causadas por contagio o miasma. Hasta 1874 los partidarios de esta última tesis, eran los que dominaban, pues su teoría era la más aceptada. La cuestión del miasma versus el contagio era también una pugna política. Los defensores de la hipótesis del contagio, con pocas excepciones como la del liberal **Henle**, eran conservadores y reaccionarios, representantes del antiguo régimen, que con el tiempo demostraron haber sostenido la posición correcta. Los liberales y radicales, como **Virchow** en Alemania**, Villermé** en Francia y **Alison** en Escocia, quienes atribuían la enfermedad a la pobreza y a otras condiciones sociales y los propugnadores del miasma, como **Farry y Simón** en Inglaterra, resultaron haber estado equivocados en su oposición a la teoría del contagio. El hecho de que en 1855, por lo menos 20 años antes de que se aceptara la teoría de los gérmenes como causa de las enfermedades, **Snow** la utilizó a fin de explicar el cólera, esto fue una hazaña, ya que demostró que, los epidemiólogos podían estar delante de los microbiólogos.

Lo que aconteció después de 1854 fue interesante, pues ahora la medicina tenía otra teoría, la teoría de los gérmenes y ésta era la dominante; a partir de entonces, todo se explicaba con fundamento en esa teoría. Hay ejemplos como el del beriberi, en el que los datos no encajan en la teoría de los gérmenes; sin embargo, sus defensores trataron de explicar los hallazgos encontrados, sobre la misma teoría, de igual modo que **Farr** había intentado explicar el cólera mediante la teoría del miasma. No obstante, el primer gran adelanto con respecto a las enfermedades no infecciosas, se produjo hasta 1912, cuando **Casimir Funk** enunció la teoría de la enfermedad no infecciosa y su aceptación se convirtió en la base para el desarrollo de todo el campo de las enfermedades de la nutrición.

La Salud Pública, en el sentido moderno, había comenzado en el siglo XIX en Francia y no en Inglaterra ni en Alemania como podría suponerse. Esto lo constataron algunos ingleses como **Richardson**, colega de **Snow,** quien señaló en 1855, que Inglaterra, se encontraba muy rezagada con respecto a los trabajadores de **La Salud Pública Francesa,** ya que éstos contaban con literatura muy desarrollada sobre el tema y fundamentada en la investigación científica. Además, a los trabajadores franceses les interesaban todos los aspectos de la salud pública y no únicamente las enfermedades epidémicas. Tal vez el espíritu inspirador de este movimiento fuese **Villermé**, quien escribió acerca de las condiciones existentes en las fábricas de productos textiles y demostró con claridad la relación que había entre la situación económica y la mortalidad. En 1826, apareció su obra acerca de la mortalidad en los diferentes sectores de París, en el que vinculaba la pobreza a la enfermedad. **Farr,** también trabajó en este campo y describió la mortalidad en las diferentes clases sociales. Estas cuestiones merecen especial mención, porque en América Latina se advierte hoy en día, una tendencia importante hacia la **epidemiología social**, es decir, la relación entre la pobreza y la ocupación con la enfermedad y la salud.

Como vemos, en cierto sentido la salud pública ya se practicaba, pues podemos argumentar que las medidas de cuarentena del siglo XIV fueron medidas de salud pública y el aislar a las personas enfermas, se venía haciendo antes; pero debemos aclarar que, esas medidas de salud pública no se habían elaborado para proteger a toda la comunidad, sino a una parte de ella como:

la nobleza, el rey, o a los comerciantes. El ámbito de esas medidas siempre era muy limitado. **La Revolución Francesa**, ensanchó ese ámbito y de ese modo señaló el comienzo de la salud pública para la comunidad en conjunto, incorporó los intereses de la comunidad, de suerte que personajes como **Guillotin y Pinel** pudieron trabajar a favor del pueblo.

Tenemos que examinar el efecto causado por la **Revolución Industrial**, pues el primer gran impulso a los epidemiólogos franceses y después a los ingleses, fue la industrialización, ya que fue ésta, la que dio origen a las condiciones inhumanas de trabajo, la vivienda miserable, el hacinamiento en las ciudades y la deplorable situación que resultó de ella. A los franceses les preocupaban en particular las fábricas, porque consideraban que el trabajo que se realizaba en ellas, constituía el principal origen del deterioro de la salud de los trabajadores; esto lo afirmó **Villermé,** en su tratado, "Tableau de l'etat physique et moral des ouvriers employés dans les manufactures de coton, de laine et de soie" (Descripción de la situación física y moral de los trabajadores empleados en plantas textiles de algodón, lana y seda). A partir de que comenzó la industrialización, tuvo que transcurrir un siglo, para que se tomaran medidas orientadas a mejorar la salud de la población. **La Revolución Industrial**, se puso en marcha durante la segunda mitad del siglo XVIII, avanzó con lentitud y sus efectos no se percibieron, sino hasta el inicio del siglo XIX, cuando se notó que la industria se había desarrollado a tal grado, que se requerían más trabajadores. En Inglaterra, donde había un ambiente social muy especial, se promulgó **La Nueva Ley de los Pobres,** a fin de que la gente pobre recibiera atención médica en el lugar de trabajo y no en las parroquias; no obstante, las clases que se encontraban en el poder, abolieron La Antigua Ley de los Pobres, con objeto de que éstos se vieran forzados a trasladarse a las ciudades para trabajar en las fábricas. Este fue un cambio social importante y resulta interesante leer cómo a **Chadwick,** al que se ha considerado como uno de los hombres prominentes en salud pública, se le atribuye el que se aboliera la Antigua Ley de los Pobres. La situación era completamente esquizofrénica: por una parte **Chadwick** estaba tratando de utilizar la salud pública en beneficio de la gente, pero por la otra, la estaba poniendo a trabajar en condiciones deplorables. Resulta difícil de creer, pero si leemos el trabajo de **Chadwick** "Report on the Sanitary Conditions of the Labouring Population of Great Britain" (Informe sobre las condiciones sanitarias de la población trabajadora de la Gran Bretaña), encontramos que su razón a favor de la reforma sanitaria, era atenuar el disturbio causado por trabajadores jóvenes, apasionados y peligrosos participantes en manifestaciones laborales, pues proponía que a la gente de la clase trabajadora se le permitiera madurar y adquirir sentido de responsabilidad antes de iniciar su vida laboral, pues de esa manera no apoyarían a los sindicatos obreros, el anarquismo y lo demás, según sus propias palabras: las falsedades anarquistas... los sindicatos obreros... la violencia de huelga tras huelga. **Chadwick**, también concibió y administró **El Protocolo de Enmienda de la Ley de los Pobres de 1834**, en el cual se estipulaba que no habría más socorro en el hogar, pues la gente tendría que ir al asilo (la odiada Bastilla, como los pobres pronto aprendieron a llamarla) o bien no recibiría socorro en absoluto, por lo tanto, los pobres se veían forzados a trasladarse a las ciudades y los industriales conseguían la mano de obra que querían. Cabe señalar que **Chadwick**, era la fuerza motriz detrás del movimiento de salud pública en Inglaterra y su influencia se dejó sentir durante casi todo el siglo XIX (nació en 1800 y murió en 1890) le llegaron a tener mucha aversión por lo que querían librarse de él, en consecuencia, lo despidieron con una pensión; no obstante, la que le dieron fue bastante buena para aquel tiempo; además, la disfrutó durante 30 años.

Cabe comentar que con la **Revolución Industrial**, las enfermedades infecciosas se convirtieron en gran problema, pues fueron el resultado de condiciones deficientes de vida y de trabajo, de hacinamiento y de falta de saneamiento en los tugurios creados para los trabajadores pobres en las ciudades industrializadas. Desde la mitad y hasta finales del siglo XIX, no se hablaba más que de enfermedades y microorganismos infecciosos. Esas enfermedades figuraban con carácter predominante, en tanto que la mala nutrición, los sueldos bajos y otros factores sociales quedaban relegados al olvido y casi desaparecieron del foco de la investigación y la atención, aunque desde luego no de la realidad. **Villermé**, como ya lo mencionamos, había demostrado que existía una acentuada relación entre la pobreza y la enfermedad, pero sólo unos decenios más tarde, se le daría la atención correspondiente.

Nadie pensaba en este vínculo, pues todo el mundo estaba tratando de descubrir aquellos agentes biológicos nuevos, pero socialmente naturales: *los microbios*. Como sabemos, antes de **Pasteur**, las enfermedades infecciosas fueron tan importantes que incluso provocaron la adopción de medidas de salud internacional, en La primera Conferencia Sanitaria Internacional celebrada en París en 1851. Los participantes debatieron sobre, sí las enfermedades como el cólera, eran miasmáticas o contagiosas y de acuerdo a las posiciones adoptadas por algunos de los países, entraron consideraciones políticas, pues para **Inglaterra,** le resultaba ventajoso que esas enfermedades fueran **miasmáticas**, en tanto que **España** quería que fuesen infecciosas porque así podría imponer barreras comerciales contra **Inglaterra**, esto ocurrió entre 1850 y 1890; la controversia terminó cuando se demostró que esas enfermedades eran infecciosas y que los gérmenes estaban allí, entonces el enfoque de la prevención se orientó hacia el desarrollo de las vacunas.

Otro factor importante, antes de la **Revolución Industrial**, fue la **revolución comercial** (la que ocurrió unos 200 años antes de la industrial) debido a que, la ampliación del comercio a escala mundial difundió la enfermedad por el mundo entero. Este es un factor que no debemos olvidar, puesto que las enfermedades se propagaron como consecuencia del desarrollo del comercio internacional. En 1492, se inició una era de descubrimientos mundiales y de comercio; no obstante el comercio de grandes distancias comenzó mucho antes, por ejemplo, el comercio con China. El comercio creció con la incorporación de América, lo que constituyó otra puerta abierta al conocimiento, pero lo más importante, fue el cambio social producido por la revolución industrial: la gente que venía de los poblados rurales a las ciudades para convertirse en trabajadores, originó el extraordinario hacinamiento en ciudades grandes como **Londres, Manchester**, **París** o **Berlín**, ya que estas grandes ciudades, no contaban con saneamiento.

Por otro lado, si analizamos la discusión acerca de sí **el cólera** era realmente una enfermedad nueva e importada o sí se trataba de una exacerbación del **cólera nostras,** veremos que fue bueno que **Snow** pudiera enfrentarse con el problema del cólera por medio del saneamiento, porque descubrió la función clave del agua contaminada de las bombas; sin embargo, debemos señalar que los griegos en el siglo V A.C. e incluso las civilizaciones de Mohenjo-Daro, Harappa o Taxila, del Valle del Indo, unos cinco o seis siglos antes, ya sabían que *el saneamiento,* era el elemento fundamental para evitar las *epidemias*. No obstante, las medidas de saneamiento sólo se habían aplicado a poblaciones ricas, pero como en ese entonces el hacinamiento no era un problema, se las podían arreglar y las epidemias iban y venían. El hacinamiento del siglo XIX fue terrible; la gente vivía peor que nunca en aquellos tugurios de las ciudades industriales, se cuenta de familias de 12 personas que vivían en una sola habitación, esto no había ocurrido antes, es cierto que siempre había existido gente pobre, pero en su mayoría habitaba en las zonas rurales, donde había más espacio y no se propiciaba el hacinamiento.

Cabe recordar que la *peste*, fue la enfermedad que se convirtió en la gran epidemia desde el siglo XIV hasta el XVII; posteriormente y mucho antes de que se pudiera hacer algo al respecto, la peste de pronto desapareció y no hubo más epidemias de peste; la desaparición de esta enfermedad se debió a que el proceso de urbanización afectó a las ratas y **la rata noruega** reemplazó a **la rata negra.**

Las epidemias de peste en la Edad Media, fueron diferentes, de las observadas como consecuencia de la revolución industrial. Recordemos que los burgos, eran diferentes de las ciudades romanas; las casas de estas ciudades tenían secciones separadas para vivienda y almacenamiento, en cambio las casas de las ciudades medievales no tenían esta separación, pero sí un henil donde se guardaba el grano para todo el año. El henil constituía un albergue ideal para la rata negra, por lo tanto, las ratas negras vivían en la casa, lo cual posibilitaba el que la peste se propagara de una rata a otra y de una casa a otra. Así, aquellas epidemias en realidad fueron resultado de la **revolución urbana** y de encontrar cierta asociación, entre las cosechas y la economía de aquella época: el precio del trigo descendía después de una cosecha muy buena y cuando bajaba el precio del trigo, la gente almacenaba más grano con objeto de tener un abastecimiento amplio o bien, especular mientras aguardaban a que subieran los precios. Al conservar más grano en las casas, las ratas medraban y se multiplicaban y con ellas la intensidad de la peste, por lo tanto, las epidemias de peste seguían a las buenas cosechas, que es lo opuesto de lo que uno se inclinaría a pensar.

Consideramos de utilidad examinar algunas de las obras importantes de los primeros tiempos de la epidemiología clásica; por ejemplo **Lind**: después de que realizó su trabajo sobre el **escorbuto** en la primera mitad del siglo XVIII, nadie le prestó atención y en el curso de los 50 años siguientes, la gente siguió muriendo de *escorbuto*. Fue hasta después del trabajo de **Gilbert Blane** y de su publicación "Observation on the Diseases of Seamen" (Observación sobre las enfermedades de los marinos) en 1789, cuando la marina inglesa habría de tomar medidas al respecto. Cabe destacar que **Blane,** fundamentó su trabajo en las experiencias de **Lind y Cook**, porque creía con firmeza en los procedimientos de prevención.

Kamahero Takaki fue el **James Lind** del *beriberi*. Para 1882, las observaciones de **Takaki**, en su calidad de director del Hospital Naval de Tokio, atribuyó el **beriberi** a un régimen alimentario deficiente y pudo persuadir al escéptico almirantazgo japonés, con el objeto de que iniciara reformas dietéticas masivas, para que a las tripulaciones se les suministrara más carne fresca, hortalizas y en algunas comidas se les diera cebada en lugar de arroz; los efectos de estas recomendaciones fueron increíbles, pues en 1882 se registraban más de 400 casos de beriberi por cada 1 000 hombres, cinco años después, la enfermedad quedó eliminada por completo.

Otro investigador importante fue **Panum,** quien abordó la cuestión referente a los períodos de incubación del *sarampión*; en su estudio "Observations made during the Epidemic of Measles in the Faroe Islands" (Observaciones hechas durante la epidemia de sarampión en las islas Faroe) descubrió que la distribución por edad de la enfermedad en aquellas islas en las que el virus no había circulado durante largo tiempo, era diferente de aquéllas en que sí había circulado; en las primeras, eran los adultos los que padecían de sarampión, los que, en otras condiciones, no sufrían esa enfermedad.

Consideramos, que en esta parte de nuestra reseña, es interesante e ilustrador el comparar los estudios de **Snow** con los de **Farr**. **Snow** obtuvo el éxito, al abordar la enfermedad; no obstante, desde el punto de vista teórico y metodológico fue **Farr** el que estaba en lo cierto. Snow, por azar o suerte, descubrió que la bomba de agua era la clave para la propagación del cólera y, por lo tanto, obtuvo el éxito; sin embargo, fue Farr quien en realidad llegó más cerca a las raíces sociológicas de la enfermedad; al estudiar a la gente de acuerdo con su ingreso, se acercó más al problema, aunque por supuesto, no tuvo la posibilidad de encontrar una solución y lo que hizo Farr, fue publicar un documento en el que demostraba que a medida que se incrementaba la altitud sobre el Támesis, decrecía el cólera; se basaba en la teoría del miasma y el documento que publicó fue para apoyar esa teoría. Por otro lado, si leemos con detenimiento la publicación de **Snow**, encontraremos que es un documento profundamente sociológico; en él muestra que el cólera era la enfermedad de los pobres porque florecía entre personas que estaban hacinadas, dormían y comían en la misma habitación. Además, señaló que los ricos no tenían ese problema, toda vez que disponían de habitaciones separadas para comer y dormir. Además, abordó la *epidemiología ocupacional, puesto que señaló que los mineros padecían de cólera, debido a que tenían que defecar y comer en el mismo espacio, dadas las circunstancias en que realizaban su trabajo, por lo que les resultaba imposible escapar de esa situación*. En síntesis, sí leemos con detenimiento el libro de Snow, veremos que se trata de un documento profundamente sociológico; por lo tanto, *consideramos que el verdadero pionero de la epidemiología social fue Snow*.

Continuando en este orden de ideas, si analizamos la manera en que **Baker,** estudió el **saturnismo en Devonshire**, en la primera mitad del siglo XVIII, tenemos que admitir que el análisis que realizó fue muy importante en virtud de que **Baker**, emprendió el estudio después de que se había considerado que el problema estaba resuelto, pues otro investigador, **Huxham**, había atribuido la enfermedad a la sidra, pero **Baker** sabía que en Francia se padecía de un cólico similar y no había sidra, sólo vino, en consecuencia, dedujo que no podía ser ni la sidra ni el vino la causa del *saturnismo*, sino el plomo que se encontraba presente en ambos, *llegando a concluir que se trataba de* *intoxicación aguda en el caso del cólico de Devonshire y crónica con respecto a lo observado en Francia.*

Otro ejemplo fue el trabajo de **Jenner** con la vacuna contra la *viruela*. En el siglo XVIII la gente estaba volviéndose cada vez más **variolizada** a causa de la técnica de la inoculación directa. Esta técnica fue importada de **China** y estaba haciéndose cada vez más común, en especial para los ricos y para la nobleza. Cuando **Jenner**, se encontraba ejerciendo en **Devonshire,** observo que muchas personas variolizadas, tenían el mismo tipo de lesiones que algunas ordeñadoras y la gente confirmó que aquellas ordeñadoras nunca habían padecido de viruela; pensó que ésta debía ser algo similar, pero no exactamente la misma; *según su criterio, la viruela era una lesión, la variolización una segunda lesión y la inmunización de las ordeñadoras una tercera lesión similar;* con base a su observación, pensó que podía realizar un experimento y procedió a organizar uno con un solo sujeto. En aquella época se consideraba como experimento el que realizó **Jenner,** con un solo muchacho; después de todo, el experimento de **Lind** relacionado con el escorbuto, tenía únicamente 12 sujetos; **Lind** tomó 12 marinos y puso seis grupos de dos personas bajo seis tratamientos diferentes; en consecuencia, no era un experimento tan grande con dos sujetos en cada grupo.

Las investigaciones de **Semmelweis**, acerca de la fiebre puerperal hechas en una clínica de maternidad en Viena en 1846, constituyen un trabajo de investigación epidemiológica, ya que su estudio fundamenta, la peligrosidad de las intervenciones de los estudiantes de medicina en la atención de los partos, es el primer estudio epidemiológico de la enfermedad iatrogénica. No obstante es una especie de lección en la que se señala, hasta qué punto son difíciles las investigaciones epidemiológicas de los servicios de salud.

1.1. TRANSITO DE LA ANTIGUA A LA NUEVA EPIDEMIOLOGIA

En esta sección, iniciaremos a principio del Siglo XX, cuando ya existía la epidemiología de las enfermedades infecciosas científicamente comprobadas, para transitar a la aplicación de la epidemiología a todos los problemas de salud. En esencia, este transito es lo que conforma la diferencia entre la epidemiología antigua y la nueva epidemiología.

Es posible que esa transición llegara a su más alto nivel en el decenio de 1940, pero como ya lo mencionamos en líneas anteriores, la transición, se había iniciado en los decenios precedentes. Un caso ilustrativo, es que en 1914 el trabajo de **Goldberger,** sobre la *pelagra*, se le considera rigurosamente científico y metodológicamente fundamentado, en comparación con cualquier otro de los que con antelación se mencionan. Si miramos con detenimiento, antes de 1940, observaremos que estaban ocurriendo una serie de hechos importantes. Así, anterior al trabajo de **Goldberger** en 1914, acerca de la pelagra, *en 1910 el Servicio de Salud Pública de los Estados Unidos de Norteamérica, realizó una serie de trabajos sobre la epidemiología de las enfermedades ocupacionales* y al final del decenio de 1920, la legislatura del Estado de Massachusetts, en respuesta a las inquietudes de la población, ordenó al Departamento de Salud del Estado, que iniciara estudios epidemiológicos sobre las enfermedades crónicas; en el decenio de 1930, antes de que estallara la Segunda Guerra Mundial, se organizó en Estados Unidos el Instituto Nacional del Cáncer.

Antes de continuar, es necesario revisar y analizar los principales factores que influyeron en esta transición; además, consideramos oportuno hacer un breve comentario sobre el aspecto ideológico predominante en aquella época. En Inglaterra como en Estados Unidos, hubo un redescubrimiento de la escuela sociológica de la epidemiología; es decir, renacieron los puntos de vista de **Villermé, Virchow** y de aquellos que pensaban que en los problemas de salud había otros factores, además del saneamiento y que la pobreza era importante. La razón, por la que los autores mencionados no pudieron demostrar su argumento, fue debido a que en el siglo XIX no se disponía del método y el movimiento terminó en retórica. Fue hasta el siglo XX, al avanzar más la epidemiología social, cuando estuvieron disponibles los instrumentos metodológicos necesarios para llevar a término aquellas investigaciones.

El período de transición se inicia como un movimiento real en 1943 con **John Ryle,** cuya historia es digna de comentar: se trata de un distinguido profesor británico de medicina, que había dimitido de Profesor Regius en la Universidad de Cambridge para convertirse en el primer profesor de Medicina Social en la Universidad de Oxford, en donde expuso su concepto de la medicina social con toda claridad. **Ryle** representaba una vuelta atrás a la escuela sociológica del siglo XIX, pues como **Alison** en Escocia y **Virchow** en Alemania, creía que la enfermedad era causada por la pobreza y otras condiciones sociales. La escuela británica del decenio de 1940, pensaba que debía haber algo en la sociedad que ocasionaba las enfermedades no infecciosas, del mismo modo que hay algo en la sociedad que provoca las enfermedades infecciosas. Al respecto, **Ryle** escribió en el prefacio de su libro, que las enfermedades infecciosas también tienen raíces sociológicas; por lo tanto, para ejercer como médico, se tenía que practicar la medicina social y considerar los factores sociales, porque eran más importantes. Esta simple lógica, llevó a un cambio en la epidemiología, pues se pasó, del estudio de las enfermedades infecciosas al de las no infecciosas.

Debemos aclarar, que el definir un período de transición es muy delicado, no obstante, creemos que este se inició, mucho antes de 1940, evolucionando con bastante lentitud. La transición se produjo como consecuencia de examinar los problemas de salud de manera global. Personajes como **Ryle,** quienes poseían un conocimiento comprensivo de la medicina y otros que sabían de estadística, comenzaron a percatarse de que los aspectos sociales de la mayoría de las enfermedades, eran más importantes que el agente específico que las causaba, o que fueran clasificadas como infecciosas o no infecciosas.

El desarrollo de los servicios de salud fue otro factor de importancia en la transición; sin embargo, esta fue diferente en Inglaterra y el resto de Europa. Francia, Italia, Dinamarca, los países escandinavos y todos los demás, copiaron el sistema de seguros alemán, pero los británicos, crearon el suyo propio. Recordemos que por siglos, Inglaterra ha tenido la tradición de proporcionar servicios para todos, lo que ningún otro país ha mantenido. Es probable que esa tradición tuviera su origen en el hecho de que Enrique VIII, asumiera para el Estado, las responsabilidades sociales que solía cumplir la iglesia. Asimismo, la estadística se desarrolló en Inglaterra, alrededor del siglo XVII, conocida en un principio como aritmética política, constituyendo una forma de utilizar las matemáticas para crear información y ponerla a disposición del Estado, es decir, del poder gobernante; de esa manera, la utilización de la estadística como un medio de evaluar las condiciones de salud, lo cual empezó con **Petty y Graunt**, quienes fueron los primeros en examinar los índices de mortalidad; esto, indujo a pensar que el Estado, debería proporcionar atención de salud a todos los ciudadanos, de ahí que la población comenzara a pedir que el Estado o el gobierno, se organizara en ministerios, incluyendo un ministerio de la salud; no obstante, esas ideas fueron desarrolladas posteriormente.

El movimiento socialista en Inglaterra, también fue diferente del movimiento socialista en el resto de Europa. Así, **Bismarck** en 1883, introdujo el sistema del seguro de enfermedad en Alemania, no como un medio para desarrollar servicios sociales, sino como una forma de frenar el desarrollo de la ideología social marxista. **John Peter Frank**, había hecho lo mismo un siglo antes en Inglaterra, en virtud de que el desarrollo de los servicios de salud estaba profundamente arraigado en la ideología social de los ingleses. En ese sentido la política británica desempeñó una función importante en el desarrollo de servicios de salud, al establecer la participación por parte del pueblo, mucho antes que en los demás países de Europa. Pudiera pensarse, que este cambio político comenzó en España; sin embargo, la Iglesia Católica impidió que continuara. Con base a lo expuesto, se considera que España y Francia no pudieron seguir adelante, en tanto que Inglaterra si logró hacerlo.

En este momento cabe la siguiente interrogante:¿cuánto de la transición a la epidemiología de las enfermedades crónicas, aparte de la creciente importancia obvia de esas enfermedades, se debió al hecho de que un buen número de esos epidemiólogos - médicos de la época eran internistas? es posible que ese fuera un factor; sin embargo, consideramos que la clave fue, el impulso ideológico radical o socialista cuyo impacto se reflejó en la ampliación de la cobertura de los servicios de salud que comenzó con el sistema de seguro social.

La cobertura de los servicios de salud junto con el movimiento hacia el saneamiento del siglo XIX, parecía ser suficiente: la teoría del saneamiento de ese siglo, consistía en que mediante el abastecimiento de agua potable se proporcionaba el saneamiento suficiente para el control de las enfermedades, al propio tiempo, las condiciones de los trabajadores forzaron a que se expandiera la cobertura de salud de modo que incluyera todas las enfermedades; se comenzó por cubrir sólo accidentes, pero para el decenio de 1940, casi todas las enfermedades estaban cubiertas por el sistema de seguro social. De ello cabe deducir, que para los decenios de 1920 y 1930, aquellos países que tenían mejores servicios, como Inglaterra, miraban más allá de las enfermedades infecciosas. No obstante, la mayoría de los países con sistemas de seguro altamente desarrollados, no hicieron nada en ese campo. Suecia, no pasó por ese cambio, como tampoco Francia ni Alemania; sin embargo, los Estados Unidos, que no tenían seguro de salud del gobierno, desempeñaron una función de líderes en el desarrollo de la epidemiología de las enfermedades no infecciosas. Debemos recordar que en Alemania, el seguro nacional, que se inició cubriendo a las enfermedades, comenzó en 1883; en Inglaterra empezó en 1911 e incluyó sólo a los asalariados y no a sus familias por lo que fue un programa limitado, en cambio el sistema alemán fue mucho más amplio; sin embargo, los países europeos que tenían seguro no desarrollaron una epidemiología de las enfermedades crónicas. Cabe señalar que esta orientación epidemiológica, se inició en Inglaterra y en los Estados Unidos por razones que no tenían nada que ver con el seguro, pero sí mucho con un movimiento independiente de salud pública, como lo ejemplifican tanto la Escuela de Higiene de Londres, como el Servicio de Salud Pública de los Estados Unidos; además, no tenía nada que ver con el seguro de atención médica, pues si hubiera tenido que ver, ¿por qué no se desarrolló en la Unión Soviética? ya a que allí, tenían un servicio nacional de salud compensatorio que cubría todas las enfermedades y sin embargo, no desarrollaron una epidemiología de las enfermedades crónicas. Lo que hicieron los países socialistas, fue desarrollar un sistema de atención médica muy poderoso que llego a dominar a los servicios de salud. En este momento cabe otra pregunta: ¿por qué el movimiento a favor de la epidemiología de las enfermedades no infecciosas ocurrió esencialmente en Inglaterra y en los Estados Unidos? La razón por la que no ocurrió en otras partes de Europa, fue que los servicios de salud estaban dominados por la clínica pues no había una tradición independiente de la epidemiología y de la salud pública. Lo mismo se podría decir de Suecia, Francia, Alemania, la Unión Soviética y de toda Europa, tanto del Este como del Oeste.

La medicina eclipsó a la salud pública. Pero entonces, ¿por qué ocurrió en Inglaterra, que también estaba dominada por la medicina clínica, con excepción de la Escuela de Higiene de Londres? Recordemos que esta área del conocimiento médico se denominaba medicina social y que el movimiento a favor de la epidemiología de las enfermedades no infecciosas, se desarrolló en el seno de las facultades de medicina.

Otras dos circunstancias pudieron haber influido en esta transición: la primera *fue el descubrimiento de que infección no es lo mismo que enfermedad*. A principios del siglo XX, **Chapin**, tomando como referente la fumigación en los Estados Unidos, señaló que la epidemiología nos enseña que no es de utilidad el fumigar, pues la enfermedad se propaga principalmente por portadores sanos, no por casos. Ese fue un gran avance, en el entendimiento de que infección no es sinónimo de enfermedad. La segunda, fue el descubrimiento (que resultó de estudios de rayos X en masa y de otros procedimientos de tamizaje) de que la enfermedad y alteración leve de la salud no son sinónimos, ya que a través de los rayos X encontramos que las personas podían sufrir de una enfermedad del pulmón y sin embargo, tener un aspecto saludable. Otro ejemplo es la citología vaginal: una mujer parece saludable, pero se le descubre un carcinoma in - situ, estos dos descubrimientos fueron de una gran importancia, en cuanto a la forma en que pensamos acerca de la **historia natural de la enfermedad.** Nuestro concepto de enfermedad fue cambiado por la microbiología y el de la epidemiología por los estudios en masa y el tamizaje, la idea de encontrar la enfermedad antes de que se traduzca en alteración de la salud es un descubrimiento del siglo XX.

Por su trascendencia, nuevamente haremos mención, como factor influyente, a la **Revolución Rusa**, ocurrida a principio del siglo XX. Los rusos también crearon por primera vez en su historia, un servicio de salud compensatorio, pues lo que hizo **Semashko**, primer ministro de salud de la Unión Soviética y del mundo en 1918, fue observado muy estrechamente y comentado por los radicales de Europa. En 1919, como resultado de lo que estaba ocurriendo en la Unión Soviética, Inglaterra mejoró sus servicios de salud mediante la reorganización de un ministerio de salud, por lo tanto, el desarrollo de los servicios de salud pública, influyó en la transición de la epidemiología y esto probablemente aparto a Inglaterra y a los Estados Unidos del resto de Europa. Recordemos que el desarrollo político de un país, sirve como trasfondo, por ejemplo, España se encontraba en un punto intermedio, ya que al comienzo del siglo XX, ejerció influencia en este país la Fundación Rockefeller y el desarrollo de los servicios de salud pública fueron consecuente con las pautas estadounidenses o inglesas. En 1924 España, estableció su Escuela Nacional de Sanidad, una de las primeras de Europa (fue la segunda, después de la Escuela de Higiene de Londres) introduciendo así, un componente más, de salud pública en su ya amplia red de atención médica rural. Una verdadera corriente teórica en epidemiología comenzó en España al final del decenio de 1920 y la Guerra Civil de los últimos años del decenio de 1930, esto constituyó un gran avance en esta disciplina y nos explica el por qué se ha trabajado más en epidemiología en España, que en muchos otros países de Europa.

Por otro lado, si nos preguntamos ¿por qué fue Inglaterra la pionera en el campo de las enfermedades no infecciosas? y ¿por qué no lo fue en Suecia, donde los problemas de las enfermedades no infecciosas se dejaron sentir antes, debido al envejecimiento de su población? la respuesta nos la proporciona **Lilienfeld,** quien pensaba que aquello había ocurrido debido al desarrollo de las estadísticas vitales en Inglaterra y la razón de que el movimiento comenzara en la Gran Bretaña y no en otra parte, fue consecuencia del liderazgo que tuvo el movimiento británico a favor de la medicina social, con base en las ideologías laborista y socialista; al respecto, **Lilienfeld,** cita que el **Mayor Greenwood,** fue socio fundador de la Asociación Médica Socialista (AMS) en 1930; **Richard Doll,** era socio activo. **Ryle,** sostenía lazos estrechos con la AMS y **Jerry Morris,** era pro laborista.

Cabe señalar que, el concepto de que las fuerzas de la sociedad causan enfermedades, no significa necesariamente que una simple reordenación de algo tan vago como es el concepto de sociedad, proporcionaría la solución; en otras palabras, el concepto de que las causas de las enfermedades tienen su origen en la sociedad, debe revisarse con la finalidad de que incluya mecanismos y reacciones individuales específicas, quizá análogas a las inmunorreacciones de las enfermedades infecciosas. Además, no es posible que un factor importante en la transición se apoyara en el desarrollo de los sindicatos obreros en Inglaterra, toda vez que éstos se desarrollaron junto con el socialismo. Consideramos que lo que desempeñó una función importante en el desplazamiento hacia las enfermedades crónicas, fue que cuando los miembros de los sindicatos comenzaron a demandar sus derechos, los problemas de salud no eran la varicela ni ninguna de las enfermedades infecciosas, excepción hecha tal vez del cólera; por consiguiente, la población empezó a concentrar su atención, en aquellas enfermedades que afectaban a los adultos o casi solo a los adultos, toda vez que las enfermedades infecciosas se limitaban en su mayoría a los niños. Esto fue lo que hizo que las enfermedades infecciosas adquirieran importancia adicional y a su vez, permitió que **Ryle** y otros, consideraran la importancia de los factores sociológicos, incluso en el caso de las enfermedades infecciosas.

Volviendo a la transición epidemiológica, en los Estados Unidos de Norteamérica, las escuelas de salud pública lograron el cambio con éxito: en la Escuela de Higiene de la Universidad Johns Hopkins en 1943, no se mencionaba en el curso de epidemiología ninguna enfermedad que no fuera infecciosa y aunque fue en este país donde **Goldberger,** realizó sus estudios clásicos acerca de la pelagra, su obra nunca se discutió en aquel entonces en Johns Hopkins, pues sólo se estudiaban las enfermedades infecciosas; sin embargo hoy en día, la epidemiología allí se ocupa principalmente de enfermedades no infecciosas, quizá en grado excesivo.

Es necesario reconocer que la estadística, contribuyó a influir en esta transición; **Bradford Hill, Richard Doll y Donald Reid,** en el año de 1950 ya estaban trabajando en el departamento de epidemiología y estadísticas médicas. En aquella época, casi todas las escuelas de medicina de Londres eran pequeñas y ninguna tenía un departamento de medicina preventiva. Eran escuelas estrictamente clínicas, de hospital y se esforzaban poco por enseñar lo relacionado con la salud pública. Nadie se preocupaba de esta situación, pues los grandes cargos en materia de salud pública los podían obtener las personas brillantes que eran atraídas a la Escuela de Higiene de Londres. También debemos destacar, que en la transición, la epidemiología se desplazó de la atención exclusiva de las enfermedades infecciosas al examen de todas las enfermedades y lesiones, incluso de la salud. En otras palabras, esta transición dio como resultado la expansión de la epidemiología, en virtud de que los problemas metodológicos se resolvían sobre la marcha; sin embargo, a la fecha, no todo se ha resuelto por completo, pues las variables que confunden nos siguen confundiendo. No obstante, consideramos que lo más importante fue el cambio en el interés y preocupación, con respecto a todo un nuevo campo de estudio, es decir, la epidemiología dejó de limitarse a las enfermedades infecciosas para preocuparse de todos los factores que influyen en la salud de las poblaciones. Además de la teoría de las enfermedades por deficiencia, ya mencionada, el mejor ejemplo que podemos citar es la asociación encontrada entre fumar cigarrillos y el cáncer de pulmón: los primeros documentos de trabajo aparecieron en los Estados Unidos a principios de 1950, cuando **Wynder y Graham, Levin, Goldstein y Gerhardt**, publicaron su trabajo en el Journal of the American Medical Association; poco tiempo después, en septiembre del mismo año, en Inglaterra apareció el estudio de **Doll y Hill** en The Lancet, ese fue el disparo inicial para la epidemiología de las enfermedades no infecciosas. Debemos reconocer que fue una empresa casi simultánea de los Estados Unidos y de Inglaterra. Estos dos países se convirtieron en el centro de la epidemiología de las enfermedades no infecciosas y desde allí, se propagó a todas partes; sin embargo, nos volvemos a preguntar, ¿por qué esto ocurrió primero en Inglaterra y en los Estados Unidos y no en el resto de Europa? la probable respuesta es que, en los otros países, nunca trabajaron con estadísticos ni tampoco crearon grupos ni equipos interdisciplinarios.

Cabe destacar que, en Inglaterra la Escuela de Higiene de Londres era el punto focal de la revolución epidemiológica: el **Mayor Greenwood, había sido epidemiólogo y estadístico a la vez y allí trabajaban epidemiólogos como Richard Doll, Jerry Morris y Donald Reid y estadísticos como Bradford Hill y Peter Armitage** y también Estados Unidos contaba con un excelente grupo de epidemiólogos, egresados del Servicio de Salud Pública, entre muchos otros se encontraban **Rosenau, Goldberger, McCoy, Anderson, Frost. Harold Dorn**, estableció en el Instituto Nacional del Cáncer una oficina de estadística a la que pertenecieron media docena de los estadísticos más brillantes del país, entre ellos estaban **Jerry Cornfield y Nathan Mantel,** los que trabajaron para desarrollar la metodología epidemiológica. Hubo un crecimiento fantástico de la epidemiología en los Estados Unidos, razón por la cual, este país se convirtió en uno de los lideres en este campo del saber científico.

Actualmente hay una gran necesidad de la epidemiología de las enfermedades no infecciosas debido a la población en envejecimiento y a que se están controlando las enfermedades infecciosas, por lo que sé ha observado que estas últimas enfermedades, no constituyen el principal problema de salud. Sin embargo, cabe aclarar qué, si nos limitamos a definir la transición como la aplicación de la epidemiología a las enfermedades no infecciosas, con las consecuencias metodológicas de ese cambio, nos encontramos en terreno firme, pero si tratamos de explicarla en lugar de únicamente describirla, probablemente estaremos entrando a un terreno difícil de abordar, pues *ahora observamos un movimiento regresivo en el mundo, atribuible a que la clínica médica está tratando de recuperar terreno, razón por la que ha surgido la epidemiología clínica; desafortunadamente, esto puede detener el avance de la prevención y de la salud pública; recordemos que en Europa, estas disciplinas fueron contenidas porque estaban bajo el dominio de los clínicos y no tenían epidemiología independiente ni salud pública.*

¿Por qué ahora se están interesando los países latinoamericanos en las enfermedades no infecciosas? Esto es sencillo de explicar: *los países latinoamericanos tienen ahora los mismos problemas que las naciones industrializadas: predomina la patología cardiaca, la enfermedad cerebro vascular y los padecimientos neoplásicos.*

Para concluir este capítulo, mencionaremos a **Elizabeth Barrett-Connor** quien en 1979, escribió un documento acerca de la epidemiología de las enfermedades infecciosas y no infecciosas; en él, expone el argumento de que la diferencia entre la epidemiología de las enfermedades infecciosas y no infecciosas, no es tan grande, ya que tenemos una epidemiología que nos permite estudiar ambos tipos de enfermedad; la idea, de que la diferencia es más cuantitativa que cualitativa, es importante debido a que muestra cómo fue posible la transición epidemiológica. Parte de su argumento es que los epidemiólogos de las enfermedades no infecciosas, tienden a mirar con desdén a los epidemiólogos de las enfermedades infecciosas, prueba de ello es que los trabajos sobre las enfermedades infecciosas, rara vez son los primeros artículos del American Journal of Epidemiology, pero la verdad es que la complejidad de la epidemiología de algunas enfermedades infecciosas, como la leishmaniasis, la esquistosomiasis y la lepra, hace que la epidemiología del cáncer y de las enfermedades cardíacas parezca sencilla. En este momento cabe preguntarnos, si en realidad, ¿no podría la tuberculosis representar la enfermedad de transición, una enfermedad infecciosa que tuvo tanto en común con las enfermedades crónicas no infecciosas que precisó de los métodos de estudio de estas últimas?

CONCEPTOS BÁSICOS
EN EPIDEMIOLOGIA

2.1. DEFINICIÓN

La epidemiología es el estudio de la distribución y de los factores determinantes de los estados de salud en poblaciones humanas. Algunos autores, puntualizan que estas actividades tienen por objeto **la prevención, vigilancia y control de los trastornos de la salud en las poblaciones**.

Estos autores, hacen hincapié en que la epidemiología, ocupa un sitio importante en salud pública y en medicina, es decir, se refieren *a la intervención consciente que las sociedades decidan realizar con respecto a la salud.*

La definición de la Organización Mundial de la Salud, con relación a que la salud no sólo es la ausencia de enfermedad sino el completo estado de bienestar físico, psicológico y social a la fecha no se ha hecho operativa; en consecuencia, tendemos a **describir** y *medir la salud como el reverso de la enfermedad, el padecimiento y el malestar o del impedimento, la incapacidad y la discapacidad o minusvalencia.* Hacemos énfasis en estas distinciones, con el propósito de definir con mayor precisión el campo que interesa a la epidemiología, con lo que además, tratamos de asegurar, que comparemos lo mismo con lo mismo. Así, *enfermedad, padecimiento y malestar no son sinónimos,* por lo que consideramos mejor conceptualizar *a la enfermedad como un proceso que crea un estado de disfunción fisiológica y psicológica que se limita al individuo; al padecimiento como un estado subjetivo, una percepción psicológica de la disfunción, que* *también se limita al individuo*; al *malestar como un estado de disfunción social, un papel social que el individuo asume y que está definido por las expectativas de la sociedad y que, por lo tanto, afecta el estado de sus relaciones con los demás*. Por otro lado, **impedimento, incapacidad y discapacidad** son términos análogos, aunque tampoco son sinónimos. El **impedimento,** se refiere a un persistente defecto físico o psicológico en el individuo. La **incapacidad,** es una persistente disfunción física o psicológica, que también se limita al individuo. La **discapacidad,** se refiere a una disfunción social permanente, un papel social asumido por el individuo impedido e incapacitado y que está definido por las expectativas de la sociedad.

Con base a lo anterior, **la epidemiología describe la ocurrencia y evolución de estos estados alterados de salud y procura descubrir sus causas y prevenirlas, para ello, se requiere del estudio de la relación, entre estos estados de salud alterada, la sociedad y el medio ambiente vital.**

2.2 GENERALIDADES SOBRE LA METODOLOGÍA EPIDEMIOLÓGICA

Para describir las relaciones entre los fenómenos y en especial, causas y efectos en las alteraciones de la salud, disponemos de tres métodos generales: **estudios de casos, estudios experimentales de laboratorio y estudios de población.**

En lo referente al **estudio de casos**, no es práctico crear y usar medidas confiables para la multitud de observaciones que el clínico entreteje en sus análisis integrados: lo mismo es valedero para las observaciones que el observador social sintetiza en el análisis de un caso en estudio, sea un pueblo tribal, fábrica, pabellón psiquiátrico u organización hospitalaria.

En los **estudios experimentales de laboratorio**, el investigador puede lograr gran precisión en sus mediciones y el control riguroso de sus operaciones, por lo que pueden hacerse inferencias sólidas. La limitación de este tipo de estudios se acentúa en cuanto más complejos son los niveles de funcionamiento estudiados, así, los experimentos psicológicos se extrapolan con menor facilidad de animales al hombre, que los experimentos fisiológicos y los experimentos sociales con menos facilidad que los psicológicos. La generalización a partir de experimentos en animales debe ser cautelosa. **Los estudios de población constituyen el método de importancia central en epidemiología,** en virtud de que el objeto de estudio es una población. En el **estudio de casos** nos ocupamos sólo de **numeradores**. En el **estudio de población**, damos sentido a los numeradores al relacionar los casos, al límite de nuestra capacidad, con la población de la cual se extrajeron, es decir, los **denominadores**.

La epidemiología comparte este procedimiento, en sentido general, con otras disciplinas que estudian poblaciones; por ejemplo, las ciencias sociales, la biología humana y la genética de poblaciones. Estas disciplinas difieren una de la otra en la selección de la **variable dependiente** que es el objeto de estudio en particular; cabe mencionar que: *un efecto es una variable dependiente y una causa es una variable independiente.*

Al decir que **la población** constituye el núcleo del método epidemiológico, afirmamos sus características en común con las otras disciplinas que participan en el estudio de la sociedad: los estados de salud no existen en un vacío apartado de las personas, pues, las personas forman sociedades y todo estudio de los atributos de las personas es también un estudio de las manifestaciones de la forma, estructura y procesos de las fuerzas sociales. Cabe aclarar, que la epidemiología, difiere de las demás ciencias médicas en que la **unidad de estudio es la población y no los individuos.** La epidemiología, se introduce en la medicina, gracias a su unidad de observación y a su nivel de organización; el estudio de población es entonces, un método general que demuestra la relación entre dos o más variables de una población en términos numéricos y las relaciones que interesan, se presentan sobre todo, entre estados de salud considerados como efectos y sus causas.

Uno de los usos de los estudios de población es el **descriptivo**, cuya finalidad es el conocer en términos numéricos las normas y límites de la distribución de las variables, estos estudios cuantifican las características de las poblaciones, ambientes y los periodos; permiten comprender un problema seleccionado: **en donde ocurrió, su magnitud, su naturaleza y en quienes se presentó, y si en realidad el problema existe.** Estas son las **distribuciones** de los estados de salud, a las que nos referimos, en la definición de esta disciplina.

Un segundo uso de este tipo de estos estudios, es **explicativo o analítico**; éste, consiste en comparar poblaciones diferentes en lo que se refiere al ambiente y tendencias en el tiempo y dar cuenta de las variaciones entre ellas. Para explicar estas relaciones y conocer las causas, se tiene que plantear una pregunta definida. Para ello, primero deben concebirse y luego separar las variables específicas o combinaciones de variables y posteriormente, se deben predecir el o los efectos de su existencia o inexistencia; así, la predicción constituye **una hipótesis. En el estudio analítico,** ponemos a prueba la hipótesis al buscar circunstancias, en las que los efectos de la existencia e inexistencia de la supuesta causa puedan ser observados y comparados. Se logran comparaciones válidas mediante el uso apropiado de **técnicas de muestreo,** por ejemplo, los numeradores en las tasas comparadas, guardan relación con los **denominadores** que representan poblaciones conocidas; **técnicas de recolección de datos**, con estas técnicas, se obtiene tanta información como sea necesaria, información que no esté sesgada y que sea reproducible, y las **técnicas de diseño de la investigación**, las que, constituyen un medio eficiente para contestar la pregunta que se planteo. **La esencia del estudio analítico, se halla en la comparación de similitudes y diferencias en el pasado, presente o experiencia prevista de las poblaciones:** el **estudio retrospectivo** por lo común, consiste en un **estudio de casos y controles** y comienza con el caso de padecimiento conocido; posteriormente, una población de casos que manifiesta ciertos efectos, es elegida para su observación y los antecedentes de sucesos y experiencias pasados y supuestamente causales, se comparan con una población de controles que no manifiestan los efectos. El **estudio tipo prospectivo**[1], normalmente es un **estudio de cohorte** y comienza con la experiencia que se cree originó la alteración: se somete a observación una población expuesta a cierta experiencia y la aparición de casos en esa población se compara con una población testigo que no estuvo expuesta; en uno y otro caso, el estudio está influido por los sucesos. El estudio no puede ejercer control directo sobre las variables que son su objeto, pues debe aprovechar y observar el desarrollo histórico del medio natural y social.

La epidemiología, utiliza otro método, el **experimento epidemiológico**, que tiene por objeto controlar, por lo menos, algunos sucesos sobresalientes; el experimento epidemiológico introduce un nuevo elemento en una situación dada y luego mide sus efectos. El experimento difiere del estudio de casos y controles, en primer lugar, porque es sólo prospectivo y en segundo, porque está planeado. Puesto que el experimento estudia el efecto de la intervención activa y dirigida, como por ejemplo una campaña de inmunización, debe ser prospectivo; sin embargo, en el experimento epidemiológico, a diferencia del estudio de casos y controles, se asegura la exposición de los grupos de comparación a la experiencia elegida, debido a la introducción planeada de la experiencia en cuestión. Puede también darse cabida a este método en

---

[1]   Los estudios de cohorte no son necesariamente prospectivos en lo que se refiere a la posición del investigador en el tiempo. Los criterios mediante los cuales las poblaciones estudiadas y cohortes, se seleccionan para observarlas, deben ser atributos o experiencias previos a los fenómenos que se van a estudiar, pero es posible y a menudo económico, reconstruir con base en registros históricos, las poblaciones estudiadas y sus experiencias.

la definición amplia de estudio de población: este estudio y el experimento epidemiológico o social comparten el diseño básico, por el cual se comparan los efectos de diferentes experiencias de grupos; **todo se fundamenta en el análisis comparativo e interpretación de la exposición y respuesta de los grupos.** El estudio de población, aún si se hace a partir de registros después del suceso, en cierta medida semeja el experimento epidemiológico por la forma en que reconstruye la experiencia pasada de la población. **Las comparaciones esenciales que se hacen en los estudios de casos y controles, de cohorte, y experimentales pueden representarse, en un cuadro de 2 x 2:**

	Variable independiente	Variable dependiente	
	Presente	Ausente	Total
Expuestos	a	b	a + b
No expuestos	c	d	c + d
Total	a + c	b + d	a + b + c +d

Las celdillas del cuadro, representan la frecuencia con que ocurren por separado y juntos en una población una manifestación o **efecto (variable dependiente)** y una experiencia o **causa hipotética (variable independiente);** en otras palabras, el cuadro representa el grado al que las dos variables están asociadas una con la otra: las letras a, b, c y d representan el número de individuos en cada celdilla. Sea cual fuere el diseño del estudio, las celdillas del cuadro muestran las cuatro combinaciones posibles de cualesquiera de las dos características en un estudio de población.

En un estudio de casos y controles, primero se identifican los individuos y se clasifican en grupos de casos y de controles, según la presencia o ausencia de la manifestación bajo estudio. En el siguiente esquema, el grupo de casos está representado por a + c y el grupo testigo por b + d, luego se comparan las frecuencias de la variable independiente en los dos grupos, esto es:

$$\frac{a}{a+c} \quad \text{se compara con} \quad \frac{b}{b+d}$$

Una mayor frecuencia de exposición en el grupo de casos, señala la asociación entre las dos variables estudiadas.

En los estudios de cohorte y experimental, primero se identifican los individuos y se clasifican según hayan estado expuestos o no a la experiencia estudiada. En el siguiente esquema, el grupo expuesto está representado por a

+ b y el grupo control no expuesto por c + d, luego se comparan las frecuencias de la variable dependiente en uno y otro grupo, esto es:

$$\frac{a}{a + b} \text{ se compara con } \frac{c}{c + d}$$

En este caso, una mayor frecuencia de casos en el grupo expuesto, señala la asociación entre las dos variables.

La relación causal en epidemiología trata de uno o de varios **factores de riesgo y de su asociación con un efecto,** sin olvidar que un solo factor de riesgo puede desencadenar efectos diferentes; sin embargo, el ser humano presenta tanta variabilidad que la epidemiología, al tratar de probar una hipótesis, debe tener en cuenta todas las circunstancias posibles, en forma exhaustiva y completa, pues la variable se presenta como una propiedad no constante, que cambia o puede cambiar en un individuo o entre varios individuos dentro de un grupo o entre varios grupos.

Las dos variables más comúnmente utilizadas en los individuos son la **edad y el sexo**; la variable edad puede ocupar entonces en los diferentes individuos del grupo social o en un mismo individuo con el correr del tiempo, cualquier valor numérico, dentro del intervalo comprendido entre 0 y 100 años. El sexo, sea femenino o masculino, desde el punto de vista biológico no cambia en un individuo con el correr del tiempo, pero la relación cualitativa de sexo masculino / femenino puede ser diferente de un grupo social a otro **(genero).** Las variables entonces presentan la particularidad de que su valor numérico o cualidad puede ocupar una posición cualquiera, dentro de un intervalo de posibles valores o situaciones.

2.3. IMPORTANCIA DE LA ESTADÍSTICA EN LOS ESTUDIOS EPIDEMIOLÓGICOS

A continuación haremos una síntesis de algunos procesos de investigación epidemiológica donde la estadística es un valioso auxiliar metodológico. El papel de los sistemas de información que utilizan la estadística como metodología de análisis en sociomedicina, incide por lo menos en: el establecimiento del pronóstico de una enfermedad, determinación de etiología, patogenia y diagnóstico, eficacia de medidas de salud pública, evaluación de medidas preventivas o terapéuticas y de los factores endógenos o exógenos de los individuos que afectan el pronóstico o modifican el efecto de medidas preventivas o terapéuticas **(factores de riesgo).**

Un esquema del proceso de enfermedad, podría auxiliarnos para definir términos y ubicar el auxilio que la estadística presta en él; así, el pronóstico se establece con base en la similitud de pacientes y tratamientos terapéuticos; para un paciente en particular, el médico busca en su experiencia y en informes publicados, pacientes semejantes según diversos tratamientos, establece una clasificación y evalúa la evolución de cada categoría o grupo. Posteriormente, ubica al paciente particular en un grupo o categoría y considera que su evolución será parecida a la del grupo. Sin embargo, es compleja la determinación de lo que es semejante y de los rasgos más importantes de la evolución, así como la formación de grupos. En estos procesos, intervienen los conocimientos teóricos del médico, pero la estadística puede auxiliar con métodos numéricos de clasificación y diferenciación; esto se logra principalmente con estudios descriptivos. Aquí entra un aspecto determinante que se debe tomar en consideración en toda investigación, *la validez externa,* **que se refiere a la confianza que tendremos en aplicar las conclusiones del estudio, a un grupo de elementos diferentes al estudiado.**

La estadística, juega varios papeles en la búsqueda de relaciones de causalidad; interviene en: **a)** el diseño de la investigación para el control de factores de confusión; **b)** la expresión de la fuerza de la asociación con el uso de los coeficientes de asociación como los de correlación, coeficiente de determinación, **Tau de Kendall o de Kramer,** etc.; **c)** el análisis para evaluar la probabilidad de que la asociación encontrada sea generada puramente por el **azar**, con el uso de las **pruebas de significancia estadística.** Cabe recordar que, las pruebas de significancia únicamente, consideran como explicación alternativa, la aleatoriedad natural o la introducida por el investigador en la conducción de la investigación, **esto es importante, pero de ninguna manera justifica el excesivo respeto a estas pruebas, pues se ha llegado a considerar y en ocasiones afirmar, que una investigación donde no se encuentran diferencias estadísticamente significativas está mal hecha o también considerar que si estas diferencias existen, se garantiza que la investigación es correcta y que hay una relación causal.**

En el libro **Clinical Pharmacology and Therapeutics,** aparecen algunos de los artículos de **Feinstein A.R. (1977)** en donde se encuentran: criterios y guías para el uso de la estadística en medicina, una clasificación de la arquitectura del diseño de investigación, enumera fuentes de errores y señala algunas maneras de eliminarlos. En ese libro y en artículos posteriores, se tiene una gran riqueza de conceptos y recomendaciones útiles para un uso correcto de la estadística en la investigación clínica y epidemiológica. Es importante hacer notar algunas discrepancias en las definiciones que usa este autor y las que nosotros postulamos al clasificar las investigaciones; cabe aclarar, que estas discrepancias no implican, de ninguna manera, un error de concepto o de otro tipo, simplemente son diversas formas de clasificar y de definir conceptos. En esta sección, únicamente señalaremos dos de esas discrepancias sobre la base de un artículo posterior al libro comentado. **Feinstein (1978)** cita un ejemplo de **estudio experimental analítico (comparativo)** que considera **transversal:**[...] *suponga que se usa una infusión de sulfato de sodio y cloruro de sodio, la que se da en forma separada a adultos diabéticos y a sanos para evaluar ciertos aspectos fisiológicos de la función renal* [...] **En nuestra clasificación sería un estudio de dos cohortes, ya que el factor diferencial diabético o sano, no lo asigna el investigador y la infusión es un procedimiento para medir la función renal, por lo tanto, nosotros clasificaríamos a este estudio como observacional.** En el mismo artículo se señala *al estudio de casos y controles como transversal;* en nuestra clasificación esta arquitectura de investigación la consideramos retrospectiva, ya que se considera que hay un proceso de patogenicidad que se inicia en el pasado, afectando a algunos individuos y a otros no; **al inicio del proceso en el pasado los grupos de individuos deben considerarse libres de enfermedad e iguales en atributos de importancia; esto debería medirse con base a registros, aunque esto, casi nunca se puede hacer.**

Finalmente, consideramos importante, darse cuenta de que, a pesar de que exista una asociación entre dos fenómenos, la conexión no puede interpretarse automáticamente como causal: una asociación puede ser causal debida a sesgo o al azar o ser únicamente aparente. Toda la investigación etiológica, tanto experimental como no experimental, investiga si un fenómeno **(la enfermedad)** tiene realmente su causa en otro **(la exposición)** es decir, si la asociación observada es causal. En Medicina, el objetivo de establecer la causalidad entre una enfermedad y sus factores determinantes, es aprender sobre la etiología de dicha enfermedad; por lo tanto, es razonable prevenir una enfermedad eliminando las causas cuando se conoce su etiología, tal es el caso de una **exposición ocupacional tóxica.** En caso contrario, la prevención será fortuita, aunque existen casos de prevención con éxito, sin el conocimiento de la causa exacta; por ejemplo, **John Snow,** o quien fuese en aquella época, no conocía la existencia del **vibrión colérico** cuando logró detener la epidemia de cólera en Londres en 1855.

3

PROCESO SALUD / ENFERMEDAD

3.1 DEFINICIÓN DE NORMALIDAD

En medicina, la palabra normal se utiliza comúnmente como sinónimo de salud. En estadística, lo **normal** se define como el **promedio**, es decir, como lo que no se desvía de cierto valor medio; en otras palabras, un valor normal corresponde a variaciones más o menos finas alrededor de un promedio característico para una población dada en su ambiente específico. En **biología,** lo normal es algo más que un promedio, debido a que el hombre está sometido a la variación biológica constante, en tal forma que sus características anatómicas, fisiológicas, psicológicas, etc., no admiten un modelo fijo. Entre las personas que llamamos normales, existen grandes variaciones respecto al peso, estatura, temperatura, presión arterial, inteligencia y todas las características biológicas imaginables; por lo tanto, lo que se considera normal, desde el punto de vista estadístico, no se ajusta a la realidad. No obstante, cuando una característica estructural o funcional se desvía significativamente de lo normal, en tal forma que produce síntomas no usuales o inconvenientes a nuestra biología, entonces la variación pasa a constituir una **anormalidad**; con base a lo anterior, conviene aclarar, que lenta o bruscamente se pasa de la normalidad a la anormalidad, sin que exista una frontera nítida entre lo normal y lo anormal.

Desde el punto de vista biológico, la normalidad corresponde a las exigencias y necesidades de nuestra fisiología en el cuadro de nuestra ecología, lo cual no es tan fácil de precisar; por ejemplo, no es fácil precisar las condiciones normales de lo que puede ser el confort térmico para un grupo de personas consideradas normales; tal es el caso, de la calefacción central en los hoteles, en los vagones de ferrocarril o en las aeronaves, que da lugar a una diversidad de reacciones.

Desde el punto de vista sociológico, la normalidad aparece como un valor más relativo y variable; por ejemplo, un comportamiento normal en nuestras sociedades será el que corresponde al modelo impuesto o esperado por un tipo de estructura social determinado; a la inversa, un comportamiento anormal será aquel que corresponda a necesidades diferentes a las que propone la sociedad dominante; por lo tanto, es necesario identificar el campo en el que se define y se aplican los **conceptos de normalidad y anormalidad;** así como los de salud y enfermedad, pues de lo contrario, continuaremos con ambigüedades y confusiones. Además, debemos admitir, que el valor del ser humano, sano o enfermo, normal o anormal, excede el valor de su salud o de su enfermedad, de su normalidad o de su anormalidad y que lo que determina toda acción sanitaria, su sentido y su evolución, en esencia, es el valor que se le ha reconocido al hombre, en el sentido de que es variable entre lo absoluto y lo relativo.

3.2. ENFOQUE ANALÍTICO DEL PROCESO SALUD - ENFERMEDAD

El considerar la **salud,** como un estado biológico y social estático no es realista; la noción de salud implica ideas de variación y de adaptación continuas, por lo tanto, no puede admitirse que la salud sea la sola ausencia de enfermedad y viceversa, pues, entre los estados de salud y de enfermedad existe una escala de variación, con estadios intermedios, que va de la adaptación perfecta (difícil de obtener) hasta la desadaptación que llamamos enfermedad.

Es conveniente señalar, que tanto la salud como la enfermedad presentan síntomas clínicos directos, por lo tanto, en estas condiciones, ambos estados se excluyen mutuamente; sin embargo, no sucede lo mismo con la **salud y la enfermedad latente o no percibida**: por ejemplo, un por ciento importante de la población adulta de Europa, tiene lesiones arterioscleróticas en sus vasos (como lo demuestran las autopsias) pero sólo un pequeño por ciento de esta población, presentó signos clínicos antes de su muerte.

En una **primera etapa**, el paso de la salud a la enfermedad comienza con un **periodo silencioso de incubación** valido para todo tipo de enfermedades, este periodo puede ser muy corto o muy largo. Al comienzo, cuando recién se insinúa la influencia perturbadora de la adaptación, el proceso ya es activo pero no tenemos medios técnicos para descubrirlo. En una **segunda etapa**, aún preclínica, podríamos diagnosticarlo si pudiéramos aplicar todas las técnicas de laboratorio de que hoy disponemos y si la población se sometiera a controles periódicos de salud, puesto que ya el organismo tiene o presenta una **alteración físico – química o de bioquímica molecular.** En una tercera etapa, hay síntomas más o menos manifiestos a los que el paciente puede o no dar importancia y que el médico puede o no descubrir. En la **etapa final o de desadaptación** se presenta una reacción intensa del organismo (como defensa final) en tal forma que el proceso patológico interfiere con la función normal del organismo y aún con la vida del paciente. Y con mayor especificidad, la gravedad de una enfermedad, dependerá del grado de interferencia que la desadaptación provoque en la función del organismo.

La **salud y enfermedad,** son dos grados extremos en la **variación biológica,** pues, la resultante del éxito o del fracaso del organismo depende de su adaptación física, mental o social, a las condiciones de nuestro ambiente total; por lo tanto, un **individuo sano** es aquél que muestra y demuestra una armonía física, mental y social con su ambiente, incluyendo las variaciones (puesto que ningún estado biológico es definitivo, salvo la muerte) en tal forma que puede contribuir con su trabajo productivo y social al bienestar individual y colectivo. Se trata entonces de un estado orgánico de equilibrio entre el medio interno y el medio externo del individuo; estado que toma en cuenta las **diferencias genéticas** entre los individuos y las diferencias en sus condiciones de vida. Conceptualizada en esta forma la salud, no es un hecho inevitable que la recibamos por **herencia** o que no la recibamos, pues, lo que recibimos por herencia es una **estructura biológica (genética)** es decir, se nos dota de un programa, que puede desarrollarse bien, mal o medianamente con relación al desarrollo de este equipamiento biológico y con relación a los múltiples factores adversos y favorables del ambiente, con los que nos enfrentamos diariamente.

3.3. AMBIGÜEDADES DE LAS DEFINICIONES DE SALUD Y DE ENFERMEDAD

Es urgente y útil redefinir el concepto de salud propuesto por la Organización Mundial de la Salud (OMS) porque, siendo muy noble, es utópico y cargado de subjetivismo. La salud no es un fin en sí misma si no va acompañada del goce pleno y equilibrado de las facultades del hombre sano y del disfrute del bienestar y de su contribución productiva al progreso social; es decir, para tratar de comprender lo que es la salud se requiere, más que una definición biológica, tomar en cuenta todos los factores que intervienen en su determinación y variación (ambiente, sociedad, cultura, etc.). Por otro lado, el concepto de salud es dinámico, histórico, cambia de acuerdo con la época, con las condiciones de vida de las poblaciones y las ideas que prevalecen en cada época.

De acuerdo a las condiciones actuales del mundo, desde el punto de vista global, donde coexisten sociedades humanas con muy diferentes condiciones de vida y de ambientes sociales, no parece realista la noción de salud absoluta ni debemos mantenerla como esperanza utópica; más concreto, es aceptar la noción de una salud relativa y variable; es decir, el aceptar niveles de salud que pueden incluir ciertos grados de anormalidad e incluso un cierto porcentaje de enfermedad no percibida. No obstante, esta noción de salud relativa, se debe definir con relación a la posibilidad que cada sociedad tiene de apreciar objetivamente el estado de salud de cada individuo y de la población en general.

Para el profesor **Lamber**t, del laboratorio de Antropología Física de París: **toda definición de la salud debe tener en cuenta la facultad de adaptación humana.** Para otros, la salud es una noción relativa que reposa sobre criterios objetivos y subjetivos (adaptación biológica, mental y social) y que aparece como un estado de tolerancia y compensación física, psicológica mental y social, fuera del cual, todo otro estado es percibido por el individuo o por su grupo, como la manifestación de un estado mórbido.

Algunos países del Tercer Mundo, especialmente los africanos, han propuesto la llamada **definición estratégica de la salud** que estipula que: **el mejor estado de la población de un país corresponde al mejor estado de equilibrio, entre los riesgos que afectan la salud de cada individuo y de la población y de los medios existentes en la colectividad para controlar los riesgos, teniendo en cuenta la cooperación activa de la población.** En lo particular, consideramos que ésta es una definición operacional que se acerca más a la realidad de cada país o región.

Milton Terris, del New York Medical College, indica que la salud tiene dos aspectos: *uno subjetivo que se refiere a sentirse bien y el otro objetivo que implica la capacidad para la función.* Sobre esta base **Terris**, modifica la definición de la OMS y propone la siguiente: **Salud es un estado de completo bienestar físico, mental y social y de capacidad para la función y no sólo la ausencia de enfermedad (cualquier grado) o invalidez.**

R. Dubois, ecologista francés, define la salud como: **el estado de adaptación al medio y la capacidad de funcionar en las mejores condiciones en este medio.** Esta es una **definición ecológica**, que tiene el mérito de no oponer la salud a la enfermedad, la medicina clínica a la salud pública y a los médicos clínicos con los higienistas, como acontece con otras definiciones.

A través de todas estas definiciones, vemos con claridad que el problema de la salud y de la enfermedad no es privativo del médico clínico, a pesar de que él siempre está relacionado con el ambiente de vida de la población y del individuo, con su cultura y educación, con los comportamientos sociales y con el nivel de desarrollo social.

Por otro lado, la **enfermedad** es un estado de **desequilibrio ecológico** en el funcionamiento del organismo vivo; por lo tanto, la enfermedad no tiene sentido sino en función del hombre tomado como una unidad biológica – psicológica - social. La atención exclusiva sobre la etiología orgánica es considerada hoy como insuficiente. En esta forma **la enfermedad** podría definirse como: **un desequilibrio biológico - ecológico o como una falla de los mecanismos de adaptación del organismo y una falta de reacción a los estímulos exteriores a los que está expuesto.** Este proceso termina por producir una perturbación de la fisiología o de la anatomía del individuo (multicausalidad de los fenómenos biológicos).

3.4. SALUD Y ENFERMEDAD COMO FENÓMENOS ECOLÓGICOS

El sistema ecológico del hombre, con ser semejante al de los demás animales, tiene al menos dos diferencias que constituyen una ventaja y una desventaja al mismo tiempo: **el mayor desarrollo de la cultura adquirida en la especie humana (ventaja) y la posibilidad de introducir no sólo modificaciones, sino transformaciones en nuestro ambiente de vida (ventaja y desventaja, según el sentido que se les dé a las modificaciones).**

Los estados de salud y de enfermedad representan, como ya lo hemos comentado, dos grados extremos en la variación biológica, con una imperceptible graduación intermedia entre dos polos. Esos grados, son la resultante del éxito o del fracaso del organismo humano para poder adaptarse, física, mental y socialmente a las condiciones variables del ambiente de vida del hombre. Dos grandes tipos de factores generales influyen sobre nuestra capacidad de tolerancia y de adaptación a los factores del ambiente: **a)** las imperfecciones biológicas (anatómicas, fisiológicas y congénitas) y **b)** los factores adversos a nuestra biología que pueden existir en el ambiente externo y que son adversos por su calidad o cantidad por un lado y por otro, en el sentido de incapacidad relativa o absoluta del organismo humano para adaptarse a ellos.

La adaptación biológica es un problema de poblaciones y de especie, y no sólo individual; es la selección genética del grupo y las variaciones fisiológicas y psicológicas individuales las que nos permiten esa variación y esa adaptación gradual entre salud y enfermedad y viceversa; además, de todos los mecanismos defensivos específicos e inespecíficos que el organismo pone en juego frente a factores no tolerables por el organismo (infecciones, alergias, enfermedades crónicas y degenerativas etc.). La influencia de los factores genético - biológicos y los del ambiente externo se ejercen a través de la vida del individuo, debido a que en principio, el hombre recibe por herencia biológica cierto genotipo de sus padres, lo que condicionará su constitución.

Inevitablemente los riesgos y tensiones del ambiente adquieren importancia creciente a medida que el individuo se socializa; a esto se agregan los grandes cambios fisiológicos y las crisis emocionales de la vida. Para hacer frente a todo esto, el individuo depende de su constitución (heredada y adquirida) y de las ayudas artificiales que le proporciona la ciencia y la sociedad (cultura, medicina, servicios de salud, etc.). Por otro lado, en el ambiente existen factores naturales que favorecen el proceso de la salud y factores que lo perjudican desadaptando al individuo; ambos tipos de factores influyen, sobre la constitución individual y determinan la experiencia con relación a salud y enfermedad; por ejemplo, antes del nacimiento el ambiente externo influye en nuestra constitución a través de la nutrición y de las infecciones de la madre; después del nacimiento, la constitución se desarrolla lentamente influida por todos los factores externos; pero, tarde o temprano, la muerte pone punto final a la vida del individuo. Es lo único seguro que tenemos, porque inevitablemente sucede; sin embargo, el acontecimiento puede acaecer antes o después, dependiendo de los riesgos ambientales que debamos afrontar en vida y de acuerdo a nuestra constitución; generalmente la muerte se produce más tarde en los individuos que han desarrollado una constitución sana y más temprano en los que han desarrollado una constitución anormal. Este es un círculo vicioso, porque los factores que influyen sobre el desarrollo de la constitución, son los mismos agentes externos que fomentan la salud o producen la enfermedad. Como el hombre moderno se ha transformado en un ser eminentemente social, pues depende en todos los aspectos de su vida de la organización social en que vive. En resumen, es indudable que aparte de los factores físicos y biológicos del ambiente externo, hay condiciones culturales, económicas y sociales que influyen sobre el nivel de salud de las poblaciones.

En la actualidad, la epidemiología parece demostrar que los factores del ambiente social tienen una importancia capital en los estados de salud y enfermedad de la población. En la práctica, **la salud del individuo** depende de la forma en que satisfaga sus necesidades elementales de adaptación, lo cual en buena parte, depende de lo que la organización social le ofrezca. Al analizar las múltiples causas que producen la salud y la enfermedad, siempre encontraremos que derivan de imperfecciones de la organización social humana. En esta cadena de influencias, la salud, pasa a depender directa o indirectamente, de situaciones sociales; por lo tanto, el problema se complica más, cuando consideramos que la medicina obligadamente necesita ampliar sus funciones, pues, no debemos olvidar, que la salud no es un fin, sino un medio para lograr el goce de una **vida total e integra**.

A medida que conocemos mejor la epidemiología de la salud y de la enfermedad, resulta más evidente que los factores causales que condicionan ambos estados, son los mismos. **La salud y la enfermedad,** son los puntos extremos en una **cadena de causalidades**, donde los agentes predisponentes de enfermedad, pueden actuar también como factores predisponentes de salud; el sentido de la influencia cambia, pero el factor es el mismo; así, la vivienda higiénica fomenta la salud, la antihigiénica promueve la enfermedad; lo mismo sucede con la alimentación, con el agua, con los hábitos, etc. Todos estos factores forman parte de una cadena de circunstancias que influyen en nuestra variación biológica y en el proceso de adaptación; sin embargo, lo que decide finalmente tal o cual situación, es la presencia o ausencia de las causas específicas o inmediatas; si bien, es cierto que las causas predisponentes de la enfermedad pueden ser también las predisponentes de la salud, en el caso de las causas específicas el proceso, puede o no puede suceder en la forma indicada; por ejemplo, la falta de proteínas en la dieta diaria nos produce una enfermedad carencial; si agregamos a la dieta este elemento, recobramos el estado de salud, el factor específico proteínas actúa en dos sentidos, su presencia fomenta la salud, la ausencia produce enfermedad; *sin embargo, en el caso de algunas enfermedades originadas por el trabajo, como por ejemplo, cuando los trabajadores mineros, están expuestos a la inhalación de polvos de sílice, la presencia de estos polvos puede causarles una neumoconiosis (silicosis) pero su ausencia no es causa de salud.*

Finalmente, si nuestra biología funciona en tan estrecha dependencia con el ambiente, parece lógico que los factores externos actúen en forma predisponerte y específica para mantener la salud. En realidad, el asunto está claro para los factores predisponentes y mantenedores de salud, pero no tan claro, por lo menos hasta ahora, para los factores específicos. Algunas experiencias realizadas y los resultados de estudios sociológicos sugieren que, la existencia de factores específicos de salud, están actuando todo el tiempo. Se ha demostrado, por ejemplo, que el buen cuidado maternal que el niño recibe en los primeros años de su vida influye definitivamente sobre su vida mental futura. El buen cuidado del niño, por parte de la madre, puede ser un factor específico de salud, en el sentido de que no puede ser reemplazado y obtener los mismos resultados (estabilidad emocional) ni aún por los mejores sistemas de cuidados puramente físicos.

En resumen, el concepto de normalidad y anormalidad, de la salud y de la enfermedad, implica un conjunto complejo de nociones en el que se integran la biología, la fisiología, la ecología, la sociología y las dimensiones económicas que implica la salud, unidas a la experiencia de cada persona y el valor que cada una asigne a la vida humana. Las nociones de salud y enfermedad se expresan siempre y se controlan con relación a la interdependencia del individuo con la sociedad y su ambiente vital. Por otro lado, no es posible definir la salud en términos absolutos y objetivos; tampoco podemos pensar que es la simple ausencia de enfermedad: **la salud engloba aspectos subjetivos como es el bienestar mental y social que nos pueden proporcionar la alegría de vivir; aspectos objetivos como la capacidad para la función y aspectos sociales como lo es la adaptación para el trabajo productivo;** además, es posible pensar que **el trabajo, el descanso, el juego y el amor,** sean considerados como causas específicas de salud. Aún cuando no hay pruebas al respecto, los estudios sociológicos y psicológicos así lo sugieren; por otro lado, **el estudio epidemiológico de la salud en el trabajo, es un campo abierto para los investigadores y es evidente que cada día se irán proporcionando más antecedentes que nos permitirán actuar positivamente en la conquista de la salud de los trabajadores.**

ECOLOGÍA HUMANA

4.1. DEFINICIÓN

La ecología, es el estudio de de las relaciones entre los organismos vivos y su ambiente. **La ecología humana,** se refiere al estudio de los grupos humanos, en cuanto a la influencia que ejercen sobre ellos los factores ambientales, entre los cuales se incluyen a menudo los sociales y los de conducta. Estudia al hombre como un sistema ecológico abierto, que es parte de un ecosistema complejo **(naturaleza)** y de una multitud de ecosistemas en interrelación dinámica y permanente **(biosfera).**

4.2. ESTRUCTURA Y FUNCIONAMIENTO DE LA NATURALEZA

Por **estructura de la naturaleza** se entiende: **a)** La composición de la comunidad de seres vivos y su distribución en el tiempo y en el espacio. **b)** La cantidad y distribución de elementos naturales tales como el nitrógeno, fósforo, potasio, agua, aire, tierra, etc. **c)** Las condiciones físicas de sobrevivencia de los seres vivos tales como la temperatura, humedad, luminosidad, intensidad de los rayos solares, etc.

Por **función de la Naturaleza** se entiende: **a)** La tasa de energía biológica que circula en la naturaleza (ciclo de la energía) fotosíntesis; respiración de poblaciones; respiración de comunidades de especies, etc. **b)** La tasa de movimientos cíclicos de diversos materiales: ciclos biogeoquímicos. **c)** Las regulaciones biológicas: regulación de poblaciones y de comunidades por el ambiente, y los efectos reguladores de los organismos sobre el ambiente. **La ley básica de la ecología es que, en la naturaleza nada se crea ni nada desaparece; todo lo que sucede son cambios y transformaciones en la materia y en la energía (ciclos de la materia y de la energía).**

La biosfera, tiene una composición casi constante (oxígeno, hidrógeno, nitrógeno, carbono y otros elementos en menor cantidad) y estos elementos, están en intercambio con otras partes de la **eco - esfera**, por lo que siempre hay entrada y salida de elementos con cierto ritmo; este flujo de circulación da lugar a la noción de ciclos y la existencia de estos ciclos confiere a la biosfera una gran capacidad de **autorregulación.** Entre los ciclos más importantes para la vida del hombre citaremos a los ciclos del agua (60 por ciento de la masa corporal humana es agua) del carbono (elemento a partir del cual se elaboran todas las sustancias bioquímicas de la célula viva) del oxígeno (62.8 por ciento de la materia viva humana es oxígeno) del nitrógeno (forma parte de los ácidos aminados, de las proteínas, etc.) del fósforo, etc. Cabe recordar, que la energía original en la Tierra, es la energía luminosa proveniente del sol, esta se transforma en energía de ligazón química por la fotosíntesis vegetal, la que se acumula en forma de moléculas biológicas glucídicas, almidón, glucógeno, etc.; de tal modo que la energía que permite satisfacer las necesidades del funcionamiento de los organismos vivos, proviene del catabolismo de las moléculas indirectamente a través de la fotosíntesis; es decir, el **metabolismo energético** de los seres vivos está ligado al **catabolismo de compuestos complejos** ricos en energía potencial química: **metabolismo basal que asegura el mantenimiento de las funciones vitales; metabolismo de rendimiento que asegura el trabajo que realiza el organismo, etc.**

Además de la energía solar, encontramos otras fuentes de energía como la energía radiante solar, rayos infrarrojos y ultravioleta, ondas radiofónicas, radiación de los radioisótopos, radiaciones electromagnéticas, etc.

La energía, funciona en la naturaleza como un sistema abierto y el pasaje permanente de flujos energéticos a través de la atmósfera (la litosfera y la hidrosfera) es lo que permite la existencia de seres vivos en la Tierra; en cambio, la materia de la Tierra se comporta como un sistema cerrado o casi cerrado, con intercambios muy restringidos.

La materia orgánica producida por los vegetales clorofílicos (productores primarios) es utilizada como fuente de energía por los organismos herbívoros (consumidores primarios) los cuales servirán de fuente de energía, a los carnívoros (consumidores secundarios). Esos animales carnívoros pueden, a su vez, devenir la fuente de energía a otros carnívoros (consumidores terciarios). Los productores secundarios están constituidos por el conjunto de consumidores que producen la biomasa animal. Por otro lado, existen los organismos descomponedores, que son microorganismos que descomponen las sustancias orgánicas hasta el estado de elementos minerales, los que quedan disponibles para los productores primarios. En esta forma, en la **biosfera,** la materia y la energía circulan a través de compartimientos ligados entre ellos por relaciones alimentarias; esto hace que la biosfera sea un sistema abierto en equilibrio dinámico permanente. Por lo tanto, existen en la naturaleza, cadenas o series permanentes de elementos tróficos que hacen que el mecanismo básico de la ecología sea nutricional.

De acuerdo con estas **cadenas tróficas**, los seres vivos se clasifican en tres categorías:

a) **Organismos productores (autótrofos)** de materia orgánica que los hace acumuladores de energía potencial: éstos son plantas y algas con clorofila y ciertos microorganismos.
b) **Organismos consumidores (heterótrofos)** de materia orgánica compleja, dependiente totalmente de los productores: los herbívoros son consumidores primarios y los carnívoros consumidores secundarios.
c) **Organismos descomponedores (heterótrofos)** que se alimentan de materia orgánica en descomposición realizando la mineralización de esas sustancias.

En la variación de estas cadenas tróficas puede residir el desequilibrio de los ecosistemas; por ejemplo, cuando se produce la ruptura del equilibrio natural como consecuencia de que las condiciones del ambiente han cambiado mucho, varias posibilidades se les presentan a las especies vivas:

a) Adaptarse a las nuevas condiciones por ajustes ecológicos, fisiológicos y morfológicos.
b) Desplazarse hacia otro hábitat.
c) Sucumbir como especie y desaparecer si continúa inadaptada en el mismo lugar.

4.3. EL ECOSISTEMA, UNIDAD BÁSICA DE LA ECOLOGÍA

El ecosistema, comprende la vida vegetal y animal de una región, considerada en relación con los factores ambientales que ejercen influencia sobre ella; más específicamente, es la unidad fundamental en ecología, que comprende los organismos vivientes y los elementos no vivientes, que interrelacionan en una región determinada. En otras palabras, el **ecosistema** es la unidad de base de la **ecología.**

La esencia de lo que llamamos **vida,** es un sistema de interdependencias dinámicas entre la materia viva organizada y el ambiente; es decir, se trata de un **sistema ecológico abierto**, en el que se intercambian materia y energía a través de una multitud de cadenas metabólicas alimentadas desde el exterior. Los **sistemas biológicos**, como nuestro organismo, son **sistemas abiertos** (se considera que un organismo que se alimenta, respira y mantiene su homeotermia con el ambiente constituye un sistema abierto) porque dependen del ambiente para los aportes y para las eliminaciones que le son necesarias; **el hombre** utiliza dos tipos de energía: la **energía interna,** para mantener el funcionamiento de su organismo, energía que proviene básicamente de los alimentos y la **energía externa,** para mantener en funcionamiento sus dispositivos industriales, los transportes, la calefacción, la iluminación, etc. **El hombre para poder vivir, como los demás seres vivos, se encuentra inserto en forma natural en un ecosistema.**

Un **ecosistema** incluye a la vez:

a) A todos los seres vivos, vegetales y animales y microorganismos en equilibrio entre ellos **(biocenose).**
b) El ambiente en que viven todos estos seres vivos **(biotope).**
c) A las relaciones entre ambos; es decir, entre **biocenose y biotope.**
d) El flujo de energía que permite al conjunto funcionar como un sistema abierto e interrelacionado con otros ecosistemas.

Cabe señalar, que para que los ecosistemas funcionen, es necesaria la energía (natural y artificial). En los ecosistemas existe conservación de la materia: los elementos materiales en la ecosfera, sufren reacciones muy variadas, pero siempre están allí o bien la materia puede ser reciclada a través de los intercambios y degradada, pero siempre será reutilizada o bien puede ocurrir que la materia no es degradada ni reciclada y entonces se acumula provocando la **contaminación y la degradación de la naturaleza.**

La tasa de circulación de la materia y de la energía en un ecosistema junto con **la tasa de penetración de la energía**, ordena finalmente el número total de organismos vivos en cada **biocenose.** El funcionamiento y la unidad del sistema se aseguran, a través de una multiplicidad de cadenas tróficas muy complejas. Frente a las variaciones del ambiente, los ecosistemas se adaptan a través de comportamientos homeostáticos que se caracterizan por **mecanismos autorreguladores** (retropulsión) y de **compensación** que aseguran, el equilibrio al interior del ecosistema. Cada especie viva, ocupa un lugar particular que se llama **nicho ecológico** en función de sus relaciones con el ambiente; el **nicho,** corresponde al conjunto de condiciones del hábitat, de la alimentación, de la reproducción, etc., que permiten la existencia de una especie viva, de tal modo que los ecosistemas naturales, constituyen una permanente e ineludible interacción entre poblaciones vegetales y animales (en interacción) y su **ambiente abiótico** en una superficie dada que es el nicho ecológico.

La ocupación biológica progresiva de un **biotope**, se opera por una sucesión ecológica de comunidades que evolucionan hacia la estabilidad; esta aumenta a medida que aumenta la diversidad de especies, debido a que las cadenas tróficas son más y más complejas y actúan como reguladores locales; de esta manera, el ambiente es, a la vez, un medio y un sistema de relaciones ecológicas, en tal forma que la existencia y conservación de cada especie, están subordinadas al equilibrio entre los procesos destructores y los procesos regeneradores del medio.

Otra de las leyes de la ecología expresa que, los ecosistemas evolucionan natural y espontáneamente, cuando no reciben influencias exteriores artificiales, hacia comunidades vegetales y animales equilibradas en su estructura y funciones. Estos sistemas biológicos van desde los organismos y asociaciones más simples hasta las más complicadas que se conocen en el mundo de la materia viva, es decir, **desde los genes hasta las comunidades humanas.**

En esencia, la ecología humana, se interesa por los sistemas más complejos, aquéllos que van más allá del individuo aislado: poblaciones, comunidades, ecosistemas rurales y urbanos, ecosistemas sociales; esto se debe a que la noción de sistema en ecología no sólo se refiere a los ecosistemas naturales, sino también a los ecosistemas seminaturales y a los creados por el hombre como lo es el sistema social.

4.4. EL AMBIENTE HUMANO Y SU COMPLEJIDAD

El Ambiente, lo constituye todo lo que es externo al ser humano. Puede dividirse en físico, biológico, social, etc., todos o cada uno de ellos pueden influir sobre el estado de salud de las poblaciones. **El ambiente humano,** no es sino un caso particular del ecosistema general en la tierra; es particular sólo en razón de las múltiples acciones voluntarias e involuntarias que el hombre ejecuta en el medio; en el caso del hombre no se puede estudiar el funcionamiento y la estructura de sus sistemas ecológicos si no se tiene en cuenta el ambiente total humano que no es sólo el ambiente físico y biológico de la mayoría de los animales, sino también el complejo ambiente sociocultural desarrollado a lo largo del proceso de humanización (culturización) esto significa que, para el caso del hombre, no podemos disociar la ecología de las ciencias sociales.

El ambiente actual del hombre en la tierra, es excepcionalmente un medio natural virgen (medio primario). En las regiones poco desarrolladas el ambiente ha sido ya modificado (medio secundario) pero aún no transformado por el hombre (medio terciario) como sucede en los países más desarrollados. A pesar de que la responsabilidad de estos cambios es humana, son las leyes físicas y biológicas de la naturaleza (ecosistemas) las que deciden el porvenir del sistema después de poner en juego todos sus mecanismos reguladores. Así, **las modificaciones y transformaciones que las sociedades humanas introducen en el ambiente, tienen dos efectos: por un lado, tratan de adaptar el ambiente a nuestras capacidades de vida; por el otro, introducen perturbaciones en los equilibrios naturales que a veces el hombre no puede contrarrestar, como ejemplos tenemos a los desiertos y las contaminaciones.** Frente a esta diversidad de ambientes en la tierra, existe una diversidad humana, que se expresa biológica y culturalmente, adaptándose a las condiciones más diversas, como son las adaptación humana a factores climáticos, a factores patógenos (infecciones y parasitosis) existentes en ciertas regiones; adaptación a carencias alimentarias o al tipo de alimento que les proporciona el ambiente y adaptaciones a diferentes culturas y a diferentes sociedades.

Parsons, considera que la capacidad de adaptación generalizada, se manifiesta principalmente por la complejidad creciente de la organización social de una sociedad: **una sociedad es más avanzada o desarrollada, en la medida en que su organización social manifiesta una capacidad de adaptación generalizada más grande.**

La capacidad de adaptación, es una de las características principales de todos los seres vivos; sin embargo, el problema mayor de la adaptación se relaciona con la nutrición y con los procesos metabólicos del organismo. Además, en el hombre la adaptación adquiere tres formas

a) Adaptación de origen genético que obedece a un fenómeno selectivo de la especie (adaptación fisiológica).

b) Aclimatación, fenómeno fisiológico y circunstancial o respuesta aprendida a un estímulo externo.

c) Adaptación psicológica y psicosocial, respuesta consciente y voluntaria a una exigencia del medio sociocultural; en el hombre este ultimo tipo de adaptación es de tal importancia, que relega a un segundo plano a los dos primeros.

Con relación al concepto de **adaptación: es el componente hereditario del fenotipo, que confiere ventajas en cuanto a la sobrevivencia y al éxito reproductivo.** Proceso por el cual, los organismos se adaptan a las condiciones ambientales e implica la verdadera adaptación del organismo a las condiciones cambiantes del ambiente, la cual tiene lugar sin ninguna alteración irreversible del sistema biológico dado, sin exceder las capacidades normales (homeostáticas) de su respuesta.

La verdadera adaptación es la respuesta del organismo a un factor nuevo o desconocido para la especie o para el individuo; nuevo en calidad o en cantidad; por ejemplo, puede tratarse del aumento notable del gas carbónico que normalmente existe en la atmósfera o puede ser la introducción en la atmósfera de un nuevo elemento químico de contaminación industrial. En el proceso de adaptación, la respuesta específica del organismo no está preformada porque falta la experiencia anterior; en estas condiciones la respuesta debe estructurarse gradualmente hasta lograr una reacción adecuada. Si la adaptación no se produce (lo cual depende de la calidad y la cantidad del factor, de la asociación de factores, de la capacidad genética de respuesta del organismo, de la capacidad fisiológica, del tiempo de exposición, etc.) aparecen los signos de una desadaptación. El **factor tiempo** es muy importante en este equilibrio dinámico entre **adaptación y desadaptación.** Se requiere cierto tiempo para una adaptación adecuada del hombre a su ambiente, tiempo variable según los factores ambientales implicados y la complejidad de la respuesta exigida. Si se produce una aceleración de las transformaciones ambientales, el tiempo para adaptarse puede faltar; al revés, sucede que los procesos de adaptación pueden también variar en el tiempo. Esto señala la importancia de la pseudoadaptación, caso en el cual el individuo o el grupo, viven en un estado de mala adaptación que permite la sobrevida y la reproducción, pero no el goce de la salud ni del bienestar físico y mental. La pseudoadaptación, es falsamente considerada como una respuesta normal del organismo en circunstancias que ella representa un equilibrio ecológico mucho más frágil que el de la verdadera adaptación y puede, por tanto, llevar a consecuencias biológicas y sociales graves para el grupo afectado.

Durante el curso de la adaptación del organismo a un factor particular, la adaptación a otros factores se puede modificar; por ejemplo, una exposición larga a un factor ambiental inadecuado puede producir en el organismo un aumento de la tolerancia (o capacidad de adaptación) o una disminución de ella frente a otros factores; en el primer caso, se habla de **adaptación positiva, cruzada o paralela** y en el segundo caso, de **adaptación paralela negativa.**

El organismo vivo debe permanecer como un sistema abierto al ambiente, es decir, abierto a la exposición constante a nuevos factores para que la vida se mantenga y para que se mantenga la capacidad de adaptación; el problema mayor, entonces, es el de la cantidad y calidad de los factores y el tiempo y la intensidad de la exposición al riesgo.

La adaptación sociocultural, está representada por la intervención humana sobre el ambiente: *se trata de las modificaciones y transformaciones que el hombre introduce en el ambiente y de las medidas que toma para contrarrestar o eliminar la mala adaptación*. Como el ambiente sociocultural es muy complejo y de factores asociados (multicausalidad) el hombre debe estar en permanente variación y adaptación al ambiente total, pero éste más que un problema individual, es un problema de poblaciones, de grupos, de comunidades, de especie. En el fondo, el hombre, como especie y como individuo, adquiere la capacidad adaptativa a través de la selección genética y a través de las variaciones somáticas, fisiológicas y psicológicas; de este modo, la adaptación de los grupos humanos a su ambiente, se realiza no a través de acciones individuales, sino por la organización de las acciones individuales en un sistema funcional.

En esta perspectiva global del fenómeno de la adaptación, la salud y la enfermedad, son consideradas como estados dinámicos de adaptación o de desadaptación del organismo frente a su ambiente, en los cuales interviene una multitud de factores asociados cuyos efectos se suman o se inhiben y que actúan rápidamente o a larga distancia tanto sobre la esfera orgánica, como sobre el plano psicológico del individuo; por lo que se puede deducir, que muchos de los problemas ecológicos que sufre el hombre contemporáneo, proceden de una capacidad relativa o de su incapacidad para adaptarse a los nuevos factores que él mismo introduce en el ambiente o a la rapidez de los cambios en el ambiente sociocultural o a la calidad de estos cambios. Estos conceptos plantean la necesidad urgente de estudiar al hombre desde el punto de vista ecológico y como ente biológico – social; plantean también la necesidad imperiosa de conocer íntimamente el sistema ecológico en que el hombre vive; por último, plantean la necesidad de considerar no sólo al individuo aisladamente, sino al grupo y a la población como relación ecológica.

4.5. RELACIONES DEL HOMBRE CON LOS FACTORES DEL AMBIENTE

Factor, es el acontecimiento, característica u otra entidad definible, que ocasiona un cambio en una circunstancia relacionada con la salud u otro resultado definido.

Recordemos, que no son las primeras características las que nos han permitido sobrevivir como especie en condiciones ecológicas muy difíciles (el hecho que seamos una sola especie lo prueba) sino las capacidades intelectuales desarrolladas precisamente durante esa dura lucha ecológica.

Durante su vida el hombre se expone permanentemente, como todos los seres vivos, a la acción que ejercen sobre él una multiplicidad enorme de factores que pueden poner en juego su capacidad de variación y de adaptación. Estos son factores de la naturaleza o factores producidos artificialmente por el hombre: **a) Factores físicos**: climas y microclimas y sus variaciones; topografía del nicho ecológico; vibraciones y ruidos; terremotos; inundaciones, etc. **b) Factores químicos:** componentes del aire que respiramos, con su carga artificial de contaminantes; productos químicos naturales y artificiales contenidos en los alimentos que consumimos diariamente; las aguas con su carga de elementos minerales y de contaminación, etc., los medicamentos y drogas que usamos permanentemente. **c) Factores biológicos:** microorganismos, flora, fauna, grupos humanos. **d) Factores socioculturales:** relaciones familiares, relaciones sociales, relaciones profesionales e ínter grupos, relaciones culturales, ciencia, religión, hábitos, costumbres, mitos, etc. La acción de los factores ambientales sobre nuestro organismo, no es unilateral puesto que el hombre puede, a la inversa, modificar y transformar el ambiente eliminando factores que le son adversos a través de su actividad social o introduciendo nuevos factores **(muchos factores cancerígenos han sido introducidos en el ambiente por la industrialización).** Las modificaciones y transformaciones voluntarias o involuntarias producidas por el hombre en su ambiente, están ligadas a la evolución de su vida social y especialmente, a las relaciones económicas de producción - consumo.

La identificación de los factores de riesgo y de real peligro para la salud de la población existente en cada ambiente de vida humano, es un conocimiento indispensable que podemos obtener a través de la ecología y de la epidemiología (como aplicación de aquélla a los problemas de salud), indispensable para la planificación de programas de prevención y de fomento de la salud.

4.6. RESPONSABILIDAD DEL HOMBRE EN LA EVOLUCIÓN Y MANTENIMIENTO DE LA BIOSFERA

La Biosfera, es la porción de la tierra en la cual pueden operar los ecosistemas, esto es, suelo, aire y agua habitados biológicamente.

Originalmente, los ecosistemas de la biosfera de nuestro planeta, se desarrollaron en forma natural. A partir de la formación del hombre, animal con capacidad de planificar modificaciones y cambios estructurales en los ecosistemas naturales, se comienzan a producir cambios en sus ecosistemas y formación de ecosistemas artificiales que, lógicamente, son menos estables que los anteriores y exigen una capacidad mayor de adaptación a los seres vivos.

Los ecosistemas naturales, son los terrestres y acuáticos: los bosques, la selva, los lagos, los ríos, las montañas, las praderas, etc. La denominación de **ecosistemas artificiales** para designar los no naturales o espontáneos, es bastante discutible, ya que se trata más de una analogía, que de un término científico; por otro lado, estos sistemas formados por el hombre constituyen, en realidad, una perturbación de los sistemas naturales, puesto que imponen alteraciones a la naturaleza. Entre estos sistemas artificiales, los más importantes son los agros ecosistemas, los ecosistemas urbanos, las grandes represas, etc. Un **ecosistema** está en equilibrio cuando sus ciclos se cumplen con normalidad restaurando los recursos utilizados; si el fenómeno no se produce en estas condiciones, el equilibrio se altera, rompiéndose el orden del proceso e iniciándose su deterioro. El **equilibrio ecológico** se produce, entre las especies vivas y el ambiente total en que ellas habitan y del cual viven. El mantenimiento de los equilibrios ecológicos es más difícil actualmente en los ecosistemas creados por el hombre moderno, pues, el crecimiento de la población mundial, la urbanización creciente, la intensificación de la producción industrial y agropecuaria, el desarrollo comercial y de las comunicaciones y la utilización de los medios acuáticos y de la atmósfera para el transporte y otras actividades humanas, han sido los factores más influyentes en la destrucción, en extensas superficies terrestres, de los antiguos ecosistemas naturales.

Es evidente que los sistemas vitales de la Tierra están en peligro (agricultura, sector forestal, sistemas costeros, agua dulce, etc.) si continúa el ritmo actual de degradación de la Naturaleza, se considera que, un tercio de las tierras cultivables habrán desaparecido dentro de 20 años. El asunto es serio, porque actualmente sólo un 12 por ciento de las tierras del planeta, excluida la superficie de la Antártida, se pueden cultivar, lo cual corresponde a unos 15 millones de kilómetros cuadrados. Las causas de este fenómeno son varias, pero siempre derivadas de la actividad del hombre. La fuerte reducción del número de especies vivas en la tierra, amenaza también las bases mismas de los sistemas ecológicos y de la evolución orgánica. La preservación de la variedad genética es muy importante para mantener y mejorar la producción agrícola, forestal, pesquera, etc., sin referirnos al sentido ético de preservar toda forma de vida; por lo tanto, todas las especies vivas, animales y vegetales, son importantes para la vida en la tierra; no sólo para el suministro de alimentos para todos, sino también, en el caso del hombre, para el progreso técnico y científico y particularmente para comprender los procesos ecológicos y la vida en la tierra.

Lo amenazante no es la extinción de unas cuantas especies aisladas; lo que no tiene precedente, es la destrucción previsible de los hábitat de las comunidades naturales y seminaturales que aún quedan en la tierra y de las especies en ellos comprendidas; por lo tanto, **el hombre tendrá obligadamente que orientar la evolución de las especies que le son más útiles pero deberá mantener y proteger a todas las demás como reserva evolutiva.** El hombre convertido hoy en árbitro de la vida en la tierra, puede aprovechar esta situación, si con ello no cava su propia tumba. **Goeche,** escribió: **la naturaleza siempre está creando nuevas formas en tal manera que lo que ahora existe, no existió antes; lo que existió en el pasado no volverá ¡Todo es nuevo y, sin embargo, siempre es lo mismo en las formas vivas!**

La vida en la tierra, es un proceso ininterrumpido desde su mismo inicio; es un sistema ecológico abierto en el que lo que perdura es la especie a costa de la muerte del individuo; sin embargo, la especie también puede desaparecer si se destruye el sistema ecológico que le mantiene la vida. El resultado final es la desaparición de especies, el debilitamiento de los ecosistemas, la enfermedad y el malestar social; en esta situación nos encontramos actualmente; los problemas sociales de la humanidad conducen a alteraciones de los sistemas ecológico - sociales, a la enfermedad y en muchos casos a la muerte temprana.

4.7. REVALORIZACIÓN DEL CONCEPTO DE VIDA

Desde el punto de vista biológico, la esencia de lo que llamamos vida o actividad vital, está constituida por una infinidad de procesos metabólicos encadenados que se desarrollan en nuestro medio fisiológico activados desde el ambiente externo a través de la relación ecológica. Desde el punto de vista ecológico, la vida es un sistema de interdependencias dinámicas, metabólicas, entre la materia y el ambiente, que también es material. **Vida y ambiente son dos elementos variables en permanente e íntima relación**. Una relación indisoluble continua, durante toda la vida, específica para cada especie. Entonces, el problema central de la vida es la adaptación a aquellas circunstancias ambientales que permiten el intercambio entre el organismo vivo y su ambiente.

Desde el punto de **vista filosófico**, la vida ha sido definida como una forma de movimiento de la materia; como el movimiento biológico de la materia orgánica. Esto implica el reconocer que la vida es una manifestación dinámica de la materia universal. Sobre estos postulados científicos, se ha edificado la **biología moderna**. A pesar de este avance rápido de la biología en el estudio de la vida, la antigua definición de **Engels**, con más de un siglo de formulada, sigue teniendo vigencia: **La vida es el modo de existencia de los cuerpos albuminoides en la que el elemento esencial consiste en el intercambio permanente de sustancias con el ambiente exterior, mientras que la cesación de este intercambio la detiene y las albúminas orgánicas entran en descomposición.**

Los biofísicos, consideran que los seres vivos, son sistemas termodinámicos abiertos en los que se desarrolla una gran cantidad de procesos irreversibles. En este sentido, el punto esencial de la definición de **Engels,** estaría hoy confirmado; sin embargo, esta definición tiene limitaciones que ya han sido superadas. **En primer lugar**, en cuanto a los mecanismos de la actividad vital, es más que posible que muchas de las actividades de autorregulación y de auto corrección sean sistemas de retroalimentación (feed - back) que permiten a un sistema regularizar su acción por el juego mismo de los desvíos de esta acción. **En segundo lugar,** la definición de la vida basada en el metabolismo celular y en el intercambio ecológico, lleva necesariamente a los seres vivos a la muerte, puesto que el intercambio implica su contradicción, o sea, el no intercambio. **Engels**, mismo escribía: **vivir es morir** y **Hegel**, lo repetía constantemente cuando expresaba: **la vida lleva en sí el germen de la muerte.** De tal modo que esta evolución obligatoria de la vida hacia la muerte sería una característica de la vida, pero no una característica inmutable, puesto que no sabemos si en el futuro la ciencia logrará prolongar indefinidamente la vida; por el momento, los hechos nos obligan a aceptar la contradicción vida - muerte para el individuo; lo cual parece ser una contradicción al lado de la transmisión continua de la vida a través de la herencia genética. **Esta, en el fondo, significa para cada individuo y para cada generación, prolongarse en los hijos, en la generación que viene, superando a la muerte.**

Otra observación a la definición de **Engels**, con relación a que la vida sea el modo de existencia de los cuerpos albuminoides, es que hoy, se ha avanzado lo suficiente como para decir que es el modo de existencia de las proteínas, pero junto al agua, sales minerales, compuestos fosfolípidos y ácidos nucleicos. Es cierto que, sin contar el agua, las proteínas constituyen el setenta a ochenta por ciento del sustento de la vida, pero los ácidos nucleicos, especialmente el ácido desoxirribonucleico, tienen una participación funcional muy importante al constituir la base material de la información genética.

Otro asunto que **Engels,** no podía aclarar en su época por falta de antecedentes, es el hecho que la materia viva es materia obligatoriamente estructurada en sistemas: **no hay actividad vital sin organización y estructuración de la materia.** En esta estructuración hay algo característico, propio de la materia viva: la materia proteica contiene siempre en la célula, un cierto número de moléculas de **ácidos nucleicos** entre los que nunca falta una de ácido **desoxirribonucleico (ADN)**. Este tipo de estructura se cumple en toda la materia viva de la biosfera de la tierra. La definición de **Engels**, se orienta sólo al aspecto químico de la materia viva y no hacia la estructura y organización sistemática de ella, asunto que hoy aparece como una condición obligatoria.

Una última observación a la definición de **Engels,** es que no considera la **herencia genética** como una de las propiedades fundamentales de la materia viva, esta es una situación que sólo se da en la naturaleza, en la materia viva (vegetal o animal) y es la auto reproducción de generación en generación. Concretamente, el mecanismo genético está constituido por las **macromoléculas de ácidos nucleicos** que llevan en su estructura el mensaje hereditario en potencia, mensaje que es específico con base a metabolismos también específicos: si la herencia no se hubiera configurado como mecanismo asociado a la vida, desde el comienzo de la evolución, la vida, habría desaparecido con la muerte de los primeros complejos moleculares. Lo dicho nos permite afirmar que el llamado principio vital, es algo más que una frase abstracta, es el mensaje químico - genético que llevan en potencia los ácidos nucleicos en las células de todos los seres vivos. Luego entonces, la definición de **Engels**, vivir es morir, debería hoy completarse en tal forma que incluya este concepto de transmisión de la vida: **Vivir es morir y sobrevivir a través de los descendientes.**

Por último se podría agregar, que el material genético es invariable en el individuo, lo cual permite la autorregulación de las reacciones químicas del metabolismo, es decir, el intercambio específico con el ambiente, pero, en la perspectiva del tiempo histórico y geológico, la fijeza del material genético es relativa, su variabilidad es necesaria para la evolución; es decir, para la adaptación de los seres vivientes a los ambientes ecológicos de la tierra, **lo que equivale a decir que la variación del material genético es el origen de la evolución orgánica de las especies vivas en el curso del tiempo geológico.**

4.8. DESARROLLO BIOLÓGICO - SOCIAL DEL HOMBRE

Ortega y Gasset, decía: *El hombre no tiene naturaleza, tiene historia; es decir, ha sido el producto de su historia social;* sin embargo, el enfoque tradicional del hombre ha sido el considerarlo como un ser especial en la naturaleza, cualitativamente distinto por origen, de los demás seres vivos.

El Homo sapiens, introduce en la evolución de las especies animales una situación que sólo en él se ha producido plenamente hasta ahora y que es la evolución cultural. Es ésta, la que permite dar un enorme salto cualitativo para aparecer con esas características que llamamos humanas y que son las que, concretamente, lo distinguen de los demás animales: *todo lo que consideramos humano en el hombre, es el producto de su vida en sociedad y de su consecuente evolución cultural.* La forma en que se expresa esa condición humana es, precisamente, nuestro modo de pensar y nuestro modo de expresarnos (lenguaje, conducta). La concepción puramente biológica del hombre es abstracta, en el sentido que no considera su evolución psicosocial y funcional, ni la relación indivisible entre lo biológico y lo social, **a través del trabajo creador del hombre;** de aquí, que los conceptos de humano y de animal no sean absolutos, sino que están referidos históricamente a la evolución psicosocial del hombre con relación al desarrollo social: **cuando el prehombre pasa a producir cultura y a desarrollarse en un medio sociocultural, empieza a dejar de ser animal para hacerse un animal - humano, es decir, animal social y cultural;** entonces lo clasificamos como **Homo sapiens**, de tal modo que nuestra especie es filo - genéticamente humana porque vive en un ambiente sociocultural.

Ontogenéticamente el individuo nace animal y tiene que humanizarse, tiene que aprender a ser humano y lo aprende del medio ambiente sociocultural que lo rodea desde el momento de nacer. La comprensión de estos conceptos es básica para el entendimiento de nuestro origen y desarrollo, pues sólo comprendiendo nuestro origen y desarrollo como especie, es que podremos entender la conducta humana y nuestra manera de pensar.

4.8.1. El problema de la formación del hombre

4.8.1.1. Relaciones dialécticas entre homos y ambiente

Sobre la base de una herencia biológica rica en potencialidades de desarrollo del sistema de relación (sistema nervioso) como lo era la de los primates, la humanidad primitiva no podía, pasar directamente del hacha de piedra a la central electro atómica, porque el progreso de la técnica humana tiene que ser la consecuencia de l**a gradual acumulación de experiencias productivas y de la división social del trabajo,** en relación al constante proceso de cerebración funcional, estimulado por la cultura en su totalidad.

Lo que caracteriza a la hominización sociocultural de los grupos prehumanos, es que **el esfuerzo y el trabajo** se hacen en forma comunitaria; como consecuencia se establecen nuevas formas de relaciones sociales y de comunicación; por ejemplo, en el caso de las relaciones sexuales, sucede que se establece un nuevo tipo de relación, basado en un erotismo cada vez más permanente a medida que esta relación se usa cada vez más como medio de comunicación social y de cohesión del grupo.

La socialización y la culturización del individuo, suponen el desarrollo de centros corticales funcionales y de nuevas conexiones sensomotoras; en este proceso de interrelaciones, un **fenómeno social, como es el trabajo colectivo**, actúa de motor; el cerebro actúa de epifenómeno. Siguiendo una ley biológica general, las potencialidades del cerebro se desarrollan si hay estímulo y entrenamiento; en este sentido, la cultura ha sido el gran estímulo para el desarrollo funcional del cerebro humano; en este proceso el hecho más importante, es el desarrollo del pensamiento conceptual, del lenguaje, de la capacidad de abstracción y de simbolización. La mano y los sectores de la corteza cerebral con ella relacionados (sectores que son asiento de las vinculaciones entre las percepciones táctiles, sinestésicas y visuales) constituyen la herencia más importante llegada al **Australopithecus**, por sus antepasados homínidos. La posición bípeda creó dificultades anatómicas y funcionales al Australopithecus por sus antepasados homínidos, dificultades que se superaron al desarrollarse la manipulación de objetos y la vida gregaria; sin embargo, subsistió la debilidad frente a la competencia biológica; como era un ser generalizado, sin especializaciones, la exigencia ecológica que se le planteó fue la de una compensación adaptativa para subsistir, ella se produjo cuando el **animal – hombre**, empezó a usar instrumentos naturales (piedras, maderas, huesos, conchas, etc.) para defenderse y atacar; cuando se perfeccionaron los medios de comunicación (signos, señales, gritos, lenguaje primitivo) entre los componentes del grupo debido a las exigencias de la vida familiar y social (caza) cuando debieron dar atención permanente al niño para que no muriera (incapacidad biológica creciente para subsistir por sí solo por substitución de la conducta instintiva por la humana). El rasgo común de todos los cambios cualitativos producidos a nivel del Australopithecus, fue la transformación de las propiedades potenciales útiles en propiedades necesarias, indispensables en la lucha por la vida; esto fue lo que en realidad motivó el aumento de la masa cerebral y el desarrollo funcional del cerebro. Lo expuesto, sucedió después que se habían producido los cambios estructurales de la hominización; además, fue el punto de partida y, al mismo tiempo, fue lo que permitió que actuara el mecanismo que conduciría a la formación del pensamiento de tipo humano. En este mecanismo, **el trabajo colectivo y productivo del grupo, jugó y continúa jugando, un papel fundamental en las transformaciones que condujeron al desarrollo del hombre** y en las que se produjeron posteriormente para que éste alcanzara su plenitud funcional. **Este papel particular del trabajo sobre el desarrollo del hombre, se debe a que el trabajo humano es diferente a la actividad de tipo animal.**

En el hombre el trabajo está caracterizado por el uso y creación de medios o instrumentos de trabajo que tienen una finalidad predeterminada por el mismo hombre para satisfacer necesidades ineludibles de su vida (alimentación, protección, etc.) de tal modo que **el trabajo humano posee dos rasgos distintivos: ser actividad racional del hombre destinada a lograr una finalidad previamente determinada por él y estar necesariamente vinculado con la producción de instrumentos de trabajo que realizan los animales.** Algunas especies animales usan instrumentos naturales, pero nunca crean los instrumentos; además el uso de instrumentos naturales por animales, es siempre limitado y no progresivo. Esta intervención del **trabajo en el mecanismo manos - cerebro, permite sostener que el hombre se formó como ser humano por su propio esfuerzo,** pero sin proponérselo, como consecuencia del trabajo que debió realizar para subsistir en periodos ecológicos apremiantes.

El primer acto histórico por el cual el prehombre comienza a diferenciarse de los animales más cercanos a él, no es el pensamiento ni la inteligencia, sino el hecho de comenzar a producir sus propios medios de subsistencia, dejando de depender del hábitat. La sociedad humana, surgió de la animal, cuando sus miembros empezaron a producir colectivamente el instrumento, el arma, el utensilio; es decir, la técnica. **La diferencia cualitativa se estableció definitivamente**, en forma irreversible, **cuando el trabajo humano no sólo produjo para satisfacer las necesidades inmediatas, sino las más allá de**

ellas: esta es una diferencia muy grande con los animales que sólo actúan y trabajan bajo la urgencia de la necesidad fisiológica. Esto viene a constituir una situación cualitativa nueva en la naturaleza, porque el hombre, al producir más de lo que necesita, crea cosas nuevas y desarrolla nuevas necesidades estableciendo una cadena sin límites para el progreso.

En síntesis, podríamos, dejar establecido que el punto de partida de la **verdadera historia humana, es el trabajo bajo la forma específicamente humana, es decir, como actividad colectiva y creadora.** De acuerdo con estos dos atributos, **el trabajo humaniza a la naturaleza que observa,** debido a que nunca la pinta tal cual es, sino a través de la visión humana del paisaje; por lo tanto, siempre coloca algo de sí que no está presente en la naturaleza. Otro ejemplo, en el pasado, durante la hominización, es **el trabajo,** pues, fue un mecanismo eficaz en la transformación física del prehombre y así intervino en la especialización prensil de las manos, en la disminución de las funciones de las mandíbulas, en la atrofia de los músculos masticadores, en la liberación de la caja craneal, en el desarrollo anatómico y funcional del cerebro, en la postura vertical, en los cambios de la alimentación (caza) y en la dentadura. Esta forma tan particular de actuar del **trabajo humano** sobre nosotros, se debe a que el hombre coloca al instrumento como intermediario entre él y la naturaleza. El hecho no fue consciente o premeditado; lo que sucede, es que el hombre no puede actuar en otra forma porque el instrumento se hizo parte de su biología al ser utilizado para satisfacer necesidades biológicas; posteriormente no pudo satisfacerlas sin el instrumento; como éste es el producto del **trabajo colectivo** de múltiples generaciones que han acumulado el resultado de las creaciones humanas, la relación entre el hombre y la naturaleza necesariamente debe ser social. Al crear lazos sociales, **el trabajo conduce a la formación de sociedades humanas de tipo y estructura diferente a la de los animales** y precisamente lo que distingue a una manada de lobos de una sociedad humana, es el **trabajo colectivo** organizado socialmente. Es cierto que en las sociedades animales también existe organización social: la sociedad de termites, por ejemplo, también muestra trabajo colectivo y organizado, pero **en el hombre, el trabajo es planificado por el hombre mismo,** en tal forma, que todo el tiempo cambia hacia el progreso, hacia la perfección del propio trabajo y del trabajador. En las sociedades animales, cuya estructura es de base genética, la organización social y el trabajo no son progresivos, no cambian, son siempre igual, generación tras generación.

Es necesario insistir en el profundo y permanente significado del trabajo creador y colectivo en la formación del hombre: **el trabajo humano,** no es sólo la producción de cosas, ya que en él se da la realización múltiples y complejas posibilidades humanas; por ejemplo, el desarrollo del lenguaje articulado humano es consecuencia del trabajo humano, así como también lo es la coordinación de los esfuerzos para lograr el sonido gutural, con el objeto de comunicarse mejor en la división de actividades colectivas. De esta forma se observa, en el devenir humano, que **el lenguaje se hace más complejo a medida que el trabajo se torna más complejo.**

Cuando decimos que el **trabajo** ha sido la principal fuerza o el estímulo mayor para antropogénesis, entendemos a éste como: **la producción colectiva de bienes necesarios para la vida y de instrumentos de producción; además, entendemos que ha sido la división del trabajo el factor que ha obrado más directamente sobre el hombre para desarrollar sus capacidades potenciales de producción**. Si el prehombre y el hombre primitivo no hubieran adoptado estas dos cualidades, el trabajo no habría pasado de ser una actividad cuyo efecto constituyera lo que la actividad individual produce en los animales.

La división del trabajo, empezó en el hombre por la división entre sexos y edades, una división de tipo fisiológica primaria; esta división permitió un gran aumento en la productividad durante el paleolítico y mucho más en el neolítico; al mismo tiempo fue haciendo a los hombres cada vez más inter - dependientes en el sentido de necesitarse unos a otros, esto mismo los fue diferenciando; es decir, haciéndolos distintos los unos de los otros: **el hombre toma conciencia de sí mismo siempre con relación a los demás hombres. La división social del trabajo**, lleva en su seno, sin embargo, una contradicción: **por un lado posibilita el poder del hombre sobre la Naturaleza y permite aumentar la productividad social y por otro lado, entrega al hombre la posibilidad de explotar a otros hombres a través de la acumulación de riqueza y poder cuando la división del trabajo conduce a la propiedad privada de los medios de producción.** El que esto se produzca o no depende de la estructura económica de la sociedad y de las relaciones de producción; por ejemplo, en la estructura capitalista, basada en la propiedad privada de los medios de producción, la división del trabajo conduce necesariamente a la explotación del trabajo humano como un medio fácil de aumentar las ganancias de los propietarios y no de la sociedad. Según **Marx,** esto trae, entre otras consecuencias, la alienación del trabajador al recibir sólo una pequeña parte del producto de su trabajo: la alienación afecta todos los aspectos de la vida del trabajador y de su familia, en especial la conducta del propio trabajador; la división del trabajo también se manifiesta en la clase dominante, en los capitalistas, en forma de división del trabajo intelectual (propietarios) y del trabajo material (realizadores) en tal forma que se producen contradicciones entre los grupos; los primeros, los propietarios, devienen en ideólogos del sistema y los segundos, en los ejecutores o realizadores. No es posible precisar la fecha o el periodo exacto en que se produjo el proceso de transición a la utilización de los objetos como medios para la fabricación consciente de herramientas.

La transformación profunda de la actividad psíquica de los Australopithecus, fue provocada por la necesidad de usar y luego de fabricar instrumentos de trabajo (armas de caza primero) para la subsistencia. Esta necesidad fue motivada por una exigencia ecológica, o sea, el cambio de clima y el ambiente debido a las glaciaciones. La superación de esta exigencia fue el uso y fabricación de instrumentos de trabajo; esto fue lo que hizo posible la adaptación del Australopithecus, a las nuevas condiciones de existencia, superando las dificultades y peligros de la locomoción bípeda. Ninguna herramienta podía fabricarse de modo caprichoso sin que fuera respuesta a una exigencia ecológica, pero tampoco se podía elaborar si no existía un medio adecuado de comunicación y de conceptos que expresar, en relación con el trabajo.

La elaboración de conceptos fue imposible sin su designación a través de símbolos, es decir, sin el **desarrollo del lenguaje**. Este se motivó también en la imperiosa necesidad de comunicación entre los hombres para hacer posible el trabajo colectivo que en ese periodo, era básicamente la caza mayor. Por consiguiente también **el pensamiento** se desarrolló como algo colectivo, pero sobre la base de un cerebro potencialmente capaz de elaborarlo; de tal manera que, **el lenguaje es tan antiguo como lo es la conciencia**. Esta no se habría estructurado, si no hubiese significado una ventaja útil; es decir, un mecanismo adaptativo en una etapa difícil para la sobre vivencia de seres generalizados.

El rebaño prehumano (sociedad animal) se fue estructurando alrededor del trabajo y paulatinamente, a medida que se producía la división del trabajo, se fueron formando las bases iniciales de la sociedad humana. En esta etapa cultural, que correspondió al **paleolítico temprano**, se inició la migración del hombre por la tierra en busca de alimentos y de clima adecuado; en ese periodo sus mecanismos adaptativos eran: **la vida social, el uso de instrumentos, el uso del fuego, el trabajo colectivo y la comunicación**.

En resumen, **tanto en la formación del hombre como en su posterior desarrollo, los factores más decisivos fueron la doble evolución biológica y cultural, y la posición de los grupos en torno al trabajo como medio de producción en una economía que, inicialmente era sólo de subsistencia**. Estos hechos permitieron la adaptación de la biología y de la anatomía a las exigencias de la producción, o sea, a lo que el hombre podía extraer del ambiente con su técnica incipiente y a lo que este ambiente le ofrecía como medio de subsistencia. Así, la producción empezó a desarrollarse siguiendo leyes no biológicas, sino socio históricas en relación con el progreso cultural creciente y, particularmente, con las técnicas de producción (instrumentos de producción) y con la complejidad creciente de la estructura social, especialmente en lo que concierne a la división del trabajo. Los hitos que definieron las etapas en el desarrollo cultural de la humanidad y del consecuente progreso de las sociedades humanas, se basaron tal como hoy, en el aumento de las fuerzas de trabajo y de los medios de subsistencia. Esto ha sucedido así, porque **el trabajo humano, es un proceso entre el hombre y la naturaleza**, proceso en el que aquél, realiza regula y controla, mediante su propia acción, el intercambio de materias con la naturaleza.

El sistema económico o productivo del **periodo paleolítico,** se basó enteramente en la caza, pesca y recolección de vegetales y frutas silvestres. Fue, en relación con este tipo de economía que el hombre fabricó sus primeras armas complejas; en el sentido que implicaban un mecanismo actuante, ellas fueron el arco y la flecha; precisamente las **industrias paleolíticas** son las específicas de las poblaciones que vivían de la caza y de la pesca y que, socialmente, estaban en el estado de comunidad primitiva en la que el interés social predominaba sobre el individual y de grupos. La idea tradicional en antropología, que sostiene que las primeras aldeas humanas aparecieron como consecuencia del desarrollo de la agricultura y de la ganadería (técnicas que superaron las limitaciones ecológicas de un ambiente que naturalmente no podía alimentar a un grupo humano dado), se ha demostrado falsa. El descubrimiento y excavación de la aldea Palestina de Ain Mallha (civilización matoufienense, milenio IX a.C.), la de Zawi Chemi Shanidar (hoya del Alto Tigris, Irak) y la de Mureybet (Eufrates medio, Siria, fundada por los Matoufiens, milenio IX a.C.) así lo demuestran. Estas son las primeras aldeas de cazadores - recolectores conocidas, anteriores al desarrollo de la agricultura; de tal modo que **el paso de la etapa paleolítica a la neolítica no está determinado sólo por el avance en el trabajo de la piedra (particularmente en el pulimento y en la invención de nuevos instrumentos), sino básicamente, por el desarrollo de la agricultura, la domesticación de los animales, la alfarería y los tejidos**. La fabricación de viviendas mejoró notablemente en el neolítico; las primeras aldeas europeas aparecen posteriormente en Suiza, construidas sobre pilotes en la ribera de los lagos, lo cual da una idea del avance de la arquitectura en este periodo; sin duda que la agricultura fue, entonces, el avance decisivo para el desarrollo de las fuerzas productivas. Las **industrias neolíticas** mencionadas son contemporáneas de la **primera gran división del trabajo,** hecho que se produce especialmente como consecuencia del desarrollo de la **agricultura, ganadería y cerámica,** a este estadio de evolución de las fuerzas productivas y de la técnica corresponde, en el orden social, el estado de **organización tribal.** En ese momento ya se dan las condiciones materiales para que se produzca la **diferenciación del grupo en clases sociales.**

En tiempos neolíticos, el hombre controló el aprovisionamiento de alimentos al descubrir el cultivo de vegetales silvestres aptos para la alimentación y la domesticación de los animales que le proporcionaban leche y carne; estos hechos, obligaron al hombre a hacerse sedentario, de cazador nómada se dedicó a cuidar sus animales y sus cultivos; como resultado del desarrollo de las aldeas y del sedentarismo, la vida social y la familiar se hicieron mucho más intensas y cohesivas. El intercambio de ideas y de experiencias se convirtió en un estímulo cerebral rico y permanente influyendo en el desarrollo funcional del cerebro.

Cuando el hombre neolítico, logró un nivel de productividad que le permitió acumular productos, entonces se desarrolló **el trueque (comercio)** entre las poblaciones vecinas, trueque que desempeñó un papel importante en el intercambio de ideas y de cultura y por lo tanto, en el desarrollo humano. La economía de los primeros grupos humanos urbanos se basó en el cultivo de los cereales (especialmente trigo y cebada) y tubérculos, y en la domesticación de animales (perros, ovejas, cerdos, vacunos, caprinos, aves). Generalmente esos centros urbanos se levantaron a orillas de ríos que fertilizaban valles productivos. Al contrario de lo que pudiera esperarse, las primeras civilizaciones neolíticas no aparecieron en aquellas zonas donde antes se había desarrollado primero el Homo sapiens (África y Asia) sino en la zona del Medio Oriente.

En el desarrollo de la agricultura, se observa que el acostumbramiento del hombre a la alimentación vegetal, fue un primer paso hacia la agricultura; que existieron zonas de invención y otras de difusión de la agricultura, y que se produjo una relación entre el sedentarismo, la agricultura y el desarrollo demográfico de los grupos humanos.

El gran centro de invención y difusión del neolítico fue la Mesopotamia, de aquí se extendió hacia Asia, Europa y África; sin embargo, parece ser que China, fue un gran centro de invención del Neolítico, particularmente de la agricultura (cultivo de cereales y tubérculos) pero es también posible que haya habido difusión desde el cercano Oriente. El neolítico, llegó a África a través de Egipto; esta población adoptó la cultura neolítica de Mesopotamia. De Egipto, la cultura neolítica se extendió por África del Norte a partir del quinto milenio a.C., pero sufriendo una gran adaptación a la situación ambiental africana especialmente en lo referente al uso del cobre, a las aldeas y a la estratificación social. La difusión de la neolitización a Europa, partió también del cercano Oriente, llegando primero a los Balcanes. La progresión del neolítico se dirige hacia Europa central extendiendo el cultivo del trigo y cebada, la crianza de vacunos y ovinos, la fabricación de cerámica, la vida en aldeas; posteriormente, hacia el cuarto milenio, se produce en Europa central una diferenciación cultural con el tipo de arquitectura: **el cobre aparece hacia el cuarto milenio.** La Europa occidental recibe influencias del Mediterráneo y de Europa central, España y Francia son los pueblos en que el neolítico europeo demora más en aparecer (tercero y cuarto milenios).

En América, no se puede usar el término neolítico como en Europa; pues no encaja bien en la cronología americana, ya que, en realidad, el término fue creado para Europa. Tradicionalmente se sabe que la agricultura no fue autóctona en América, sino que vino de Asia y Europa; por ejemplo, Hibiscus pillaceus es común a América y a Europa y se piensa que se difundió desde este continente; sin embargo, se ha demostrado que muchas de las plantas usadas por los americanos son silvestres en América (patata, tomate, fresas, etc.) lo que habla en favor de la invención y el cultivo autóctono.

Hoy se piensa que hubo tres grandes centros de invención de la agricultura en América: México, Caribe - Venezuela y Perú. Desde esta última zona se difundió a Chile. Alrededor de estos tres centros, hubo grandes zonas de difusión; según **Mac Neish,** quien ha trabajado este problema en Teotihuacán, México parece haber sido el primer centro de difusión extendiéndose la agricultura (maíz, tubérculos) hacia América Central.

Lo importante de la historia sobre el desarrollo neolítico del hombre, es hacer notar que existen evidencias para establecer, a través del proceso, una correlación permanente y directa entre el desarrollo funcional del sistema nervioso central, el progreso cultural (evidenciado por complejidad creciente de la estructura social, el aumento y perfeccionamiento de la técnica, el mejoramiento de las condiciones de vida, el aumento de la población humana) y la modificación paulatina de la conducta humana.

Cabe aclarar que, la división tajante entre la **Edad de Piedra y la de los Metales,** como aparece en los cuadros cronológicos, no corresponde a la realidad. No da una idea cabal de la complejidad de las diferentes etapas del proceso cultural de desarrollo de las sociedades primitivas, proceso que sólo es posible entenderlo analizando el desenvolvimiento progresivo de las fuerzas productivas y de la tecnología. Este desarrollo no fue nunca lineal; al contrario, fue siempre contradictorio, desigual y complejo, como ha sido siempre el curso de la historia humana. En la Edad de los Metales, el hombre, provisto de herramientas mucho más efectivas, produjo alimentos en tal cantidad, que pudo subdividir el trabajo especializándose en otras actividades, tales como la minería, la manufactura de objetos metálicos, los textiles, la manufactura de cerámica, el trueque entre pueblos vecinos y la manufactura del vidrio (el vidrio opaco se empezó a usar en Egipto y Mesopotamia hacia el año 3 000 a.C., en cambio el vidrio transparente fue descubierto hacia el 1 300 a.C. por los sumerios). Los primeros metales que el hombre aprendió a usar, fueron el cobre y el bronce trabajados en Europa unos 5 000 años a.C. El hierro fue introducido en Europa por los hititas, de Asia Menor, hacia el 1300 a.C.

Finalmente, comentaremos que, la evolución hacia la plena funcionalidad de las potencialidades de Homo sapiens, hasta llegar a Homo sapiens moderno, se produjo a través de cambios cualitativos que se expresaron particularmente en su ser social. Además, sí comparamos las regiones cerebrales relacionadas con el lenguaje en el hombre de Neanderthal y el hombre moderno, se verifica que están mucho más relacionadas en este último. Por otra parte, la variedad y perfección del instrumental de la industria del paleolítico superior, indica ya el desarrollo de un psiquismo muy superior al de los hombres precedentes. Ese mayor desarrollo psíquico se expresó también, en la eclosión del sentido artístico que, en su origen y sentido, fue diferente al arte actual.

5

ECOLOGÍA, DEMOGRAFÍA Y SALUD

5.1. DEFINICIÓN DE POBLACIÓN

La **Demografía**, entendida como el estudio de la población, ésta última, se define como: **el número de seres humanos que viven en una superficie geográfica definida en un determinado tiempo (¿cuántos, dónde, cuándo?).**

La población implica varios aspectos constitutivos:

a) Un componente numérico: cantidad de individuos de la misma especie.

b) Un componente cualitativo: estructura o composición de la población.

c) Un componente genético: composición genética e intercambio genético.

d) Un componente geográfico: superficie geográfica en la que vive la población.

e) Un componente tiempo: periodo o época en el que vive la población definida.

El concepto de población es siempre relativo: no puede desligarse de las condiciones del ambiente en que la población vive y de la productividad, así como de las condiciones generales del ambiente. Este es un concepto ecológico básico en el que la fórmula es **Ambiente / Población**; por esta razón, no se puede definir, cuál es la población adecuada para un país, si no relacionamos la respuesta con los recursos actuales y las posibilidades reales para el futuro que el ambiente ofrece.

Desde el punto de vista ecológico, existen varias características que pueden definir en forma más completa a la población, estas características son:

a) Cantidad de habitantes y estructura por edades, sexo, actividad, etc., y

b) Dinámica de la población natalidad, mortalidad, migración.

De lo anterior se deduce que la población nace, crece, varía, envejece y puede morir. La población tiene un genoma que condiciona su herencia genética, genoma que se distribuye en el grupo a través de los cruzamientos endógenos (en el interior del grupo).

La población, tiene también un legado cultural que transmite a la descendencia (herencia social) a través de la educación, normas y valores de la sociedad, etc.; además, **la población se integra como grupo sobre la base de factores genéticos y de la interrelación ecológica población / ambiente.** La adaptación de la población al ambiente es un fenómeno de grupo, en el cual las influencias se ejercen en los dos sentidos: **influencias del ambiente sobre la población y de ésta sobre el ambiente.**

Existen otras características que son **atributos del grupo**, aún cuando se ejercen a través del individuo: natalidad, mortalidad, densidad de población, crecimiento de la población, esperanza de vida, equilibrio demográfico y social.

La comunidad, aparece en la población cuando se establecen las relaciones de dependencia entre los individuos y grupos que constituyen la población; así, las relaciones de dependencia pueden ser mono específicas (una sola especie) o poliespecíficas (varias especies). Cabe aclarar que, las relaciones se establecen sobre bases ecológicas e instintivas (genéticas) en plantas y animales; en el hombre, además, sobre bases culturales y sociales.

Para cualquier población de seres vivos, el grupo forma comunidad porque tiene un hábitat común en el cual se reúnen los individuos para una finalidad común e ineludible que es la supervivencia y la adaptación a ese hábitat. Este proceso es lo que se llama **organización de la comunidad natural,** o sea, la forma en que la población se regula y se coordina para lograr la supervivencia de la especie y para el mantenimiento de la comunidad biótica.

La población humana también se encuentra implicada en la trama de la **comunidad biótica;** la diferencia estriba, en que la actividad de la población humana modifica y transforma, en forma planificada o en forma incontrolada, los ecosistemas de acuerdo con el tipo de su actividad; comunidades recolectoras, cazadoras, de pastoreo, agricultoras, artesanales, industriales, etc. Una diferencia importante entre las **comunidades humanas** y las demás **comunidades animales,** es que las primeras son evolutivas e históricas, es decir, han cambiado en el curso de su historia social, lo cual las ha diversificado desde el comienzo del poblamiento de la tierra, hasta la actualidad, proceso que continuará en el futuro.

Con la población humana, sucede lo que con todas las poblaciones vivas: **existe la tendencia al equilibrio de la población con su ambiente en el sentido del número y de la productividad de aquél**. De este problema ecológico, deriva el concepto de población óptima para un hábitat determinado concepto que se refiere a la cantidad de habitantes y a la estructura de población con relación al espacio. La noción de población óptima, es una de las más confusas de la demografía, porque ésta es una noción relativa debido a que en ella influyen factores demográficos y sociales múltiples. Simplificando el problema podríamos decir que, actualmente, debido al tipo de interrelación entre natalidad y mortalidad, existen tres tipos básicos de poblaciones:

a) **El tipo antiguo,** llamado también población natural (por ser similar a la población primitiva de la tierra en su dinámica), con alta fecundidad y alta mortalidad.

b) **El tipo moderno,** característico de los países más desarrollados, con baja fecundidad y baja mortalidad.

c) **El tipo intermedio,** característico de los países con poco desarrollo, con alta fecundidad y baja Mortalidad, este es el tipo que está produciendo la llamada explosión demográfica.

Observando el panorama mundial de la evolución de la población humana, actualmente las tendencias más importantes que se observan son:

a) Ritmo de crecimiento, diferente en las diversas sociedades humanas: mientras unas crecen rápido, otras lo hacen lentamente. Esta diferencia está en relación inversa al grado de desarrollo económico y social de cada sociedad.

b) Si observamos el conjunto de la población mundial desde el comienzo de esta **Era,** veremos que la tendencia del crecimiento de la población global ha sido progresivamente acelerado.

c) Se observa que la industrialización y el desarrollo económico y social traen cambios en la estructura de las poblaciones a través de influencias sobre la natalidad, morbilidad, mortalidad y esperanza de vida debido al mejoramiento del nivel de vida.

d) En relación con la industrialización (o sin ella) se observa en todo el mundo una creciente urbanización de la población; es decir, la migración de la gente del campo a la ciudad atraída por las mejores posibilidades de trabajo y de vida.

Estos factores van cambiando la estructura por edades de la población, lo cual trae aparejado, cambios en la morbilidad y mortalidad. Consecuencia de lo anterior, es el aumento de la esperanza de vida de la población humana; simultáneamente se está produciendo el envejecimiento de las poblaciones; es decir, el aumento proporcional de los grupos de edades mayores; el envejecimiento se produce fundamentalmente por el descenso de la fertilidad, el cual no se debe a una baja de la capacidad fisiológica de procrear, sino el cambio de actitudes de la población frente a la reproducción.

5.2. EL EQUILIBRIO ECOLÓGICO – SOCIAL

Si tomamos como ejemplo el caso de la salud, el mantenimiento de este estado en el individuo, a través de su adaptación al ambiente, depende no sólo del individuo aisladamente, sino de la situación de equilibrio ecológico - social de toda la comunidad. Sucede así, porque la ecología es un proceso de interrelación población-ambiente, relación en la que los factores del ambiente son generales para todos los componentes del hábitat. Por otro lado, debemos considerar que el potencial genético y la capacidad de adaptación son fenómenos de grupo y de especie a pesar de que existan también diferencias individuales; además de que el ambiente, influye sobre toda la población a pesar que existan también diversos grados de influencia. En consecuencia, se hace necesario considerar la siguiente ecuación que consideramos importante:

$$\text{Equilibrio ecológico-social} = \frac{\text{Ritmo de desarrollo social}}{\text{Ritmo de crecimiento de la población.}}$$

Por lo tanto, al lado de la salud individual, se impone considerar la salud de la población, es decir, de la comunidad. El cambio rápido de las condiciones de vida de las sociedades humanas y la aparición de nuevos factores de riesgo en el ambiente, obligan a estudiar el problema desde un punto de vista colectivo:

lo que sucede en el sujeto no es sino consecuencia de lo que sucede en la población; otro ejemplo de esta misma situación de **equilibrio ecológico - social,** es el análisis de los varios factores ambientales que influyen sobre el estado nutricional de la población, pues todo factor que tenga un efecto nocivo sobre la comunidad, puede afectar el estado nutricional. No es sólo la insuficiencia de alimentos lo que produce la desnutrición; también influyen factores tales como la insalubridad del medio, las infecciones y parasitosis, la calidad y la cantidad de agua, el tipo de comportamiento nutricional, etc.

5.3. POBLACIÓN Y DEGRADACIÓN DE LA NATURALEZA

El temor de la degradación de la Naturaleza por causa del hombre, no es reciente; temores como el de hoy se están expresando desde hace unos doscientos años, lo que pasa es que hoy, los hechos y las preguntas son más concretas y urgentes:

¿Cuánta población humana puede albergar la Tierra?
¿Qué sucederá el día en que se agoten los recursos naturales no renovables?
¿Qué sucederá si continúa en aumento la contaminación de la Naturaleza?

Los riesgos que hoy enfrentamos son reales y se presentan, al menos, en tres formas de amenaza para la población humana:

a) Aumento excesivo y rápido de la población humana.
b) Agotamiento de los recursos naturales no renovables.
c) Degradación de la Naturaleza especialmente por la contaminación.

a) El crecimiento rápido y excesivo de la población humana con relación a las posibilidades que ofrece la tierra para el mantenimiento de la vida, se ha producido en forma explosiva después de la Segunda Guerra Mundial, mostrando una diferencia neta de ritmo entre los países más desarrollados y los menos desarrollados. En este momento cabe la siguiente pregunta **¿Por qué se ha producido la explosión demográfica?**

Las poblaciones tradicionales tienen o tenían tasas de natalidad de 35 a 40 por 1 000 habitantes; el excedente era anulado por hambrunas y epidemias; después de la Segunda Guerra Mundial, la tasa de mortalidad bajo significativamente, pero de manera desigual, según las condiciones de cada país como: la edad de la población, el nivel de desarrollo social, los programas preventivos de salud. Así, en los países del **África negra**, la baja de mortalidad ha sido menos marcada que en los otros países de Asia, donde la mortalidad ha descendido a la mitad. En ciertos países asiáticos y en América Latina, el descenso ha sido aún mayor bajando a 10 y a menos por 1 000 habitantes (en Formosa y Hong - Kong ha bajado a 5 y 6 por 1 000, es decir, mucho más bajo que los países más desarrollados en razón a la juventud de esas poblaciones y el envejecimiento de éstas). El descenso enorme y rápido de las tasas de mortalidad en los países menos desarrollados, se ha debido especialmente al descenso de la mortalidad de la infancia a causa de la introducción de programas masivos de inmunizaciones por parte de la Organización Mundial de la Salud, saneamiento, alimentación y medicina preventiva.

La natalidad, al contrario, ha permanecido en los niveles tradicionales, porque las condiciones socioculturales están cambiando más lentamente en esos países. La natalidad ha comenzado a descender lentamente con la introducción de técnicas antinatales y con los cambios en los comportamientos reproductivos de la familia; como consecuencia, el ritmo de crecimiento anual de la población en los países de escaso desarrollo, ha alcanzado una tasa y una velocidad nunca alcanzadas en toda la historia de la humanidad y muy superiores a las que presentó Europa occidental (1 por ciento al año) durante la cúspide de su crecimiento demográfico en el siglo XIX.

b) El agotamiento de las fuentes no renovables de materias primas (minerales especialmente) y de productos naturales energéticos (petróleo, carbón, gas natural, nitrato de sodio, etc.) constituye ciertamente un problema que el hombre conoce puesto que ha medido la cuantía de los depósitos naturales y el momento en que se agotarán; pero es un problema menos grave que el anterior, porque nuevas reservas de productos naturales están apareciendo con el avance de la tecnología de prospección: la técnica sobre el uso de la energía solar, etc., no ha dicho aún su última palabra; en realidad, está solo en sus comienzos.

c) La degradación de la naturaleza implica la introducción de elementos extraños a ella que pueden alterar el equilibrio natural de los ecosistemas porque son nocivos, por su calidad o su cantidad, o porque no son reciclables y se acumulan en la superficie de la tierra. La degradación de la naturaleza resulta no tanto del crecimiento de la población como del aumento excesivo y veloz del consumo general por habitante, problema que se está presentando en forma ostensible en los países más desarrollados (sociedades de consumo). De aquí que la detención del ritmo de crecimiento de las poblaciones en los países más desarrollados, no es una solución para evitar la degradación de la naturaleza, porque la causa del fenómeno es el crecimiento veloz del consumo y sus desechos no reciclables.

El crecimiento del consumo per cápita, es del orden del 4 a 5 por ciento anual en los países desarrollados; éste es un importante factor de degradación de la naturaleza por los desechos que produce y es, al mismo tiempo, una influencia negativa sobre la salud: por ejemplo, el aumento del consumo de alimentos, de alcohol y de tabaco en los países más desarrollados, es uno de los primeros factores de riesgo de enfermar de trastornos que figuran entre las más frecuentes causas de morbilidad en países desarrollados.

La degradación de la naturaleza se manifiesta en las ciudades (falta de áreas verdes, de parques, de lugares de descanso para los peatones; exceso de estacionamientos; de tránsito, etc.) en las zonas rurales (exceso de caminos, de auto rutas, etc.) en la atmósfera, en los climas y microclimas, en los mares, en los ríos, en los lagos, en los suelos, en los bosques. La atmósfera de muchas ciudades de la tierra está sobrecargada de productos industriales (humos, vapores, gases, etc.) que la hacen nociva para la población humana. Son clásicos los trabajos epidemiológicos efectuados en Londres, para demostrar cómo el grado de contaminación atmosférica de la ciudad (debido al exceso de combustiones) era uno de los factores causantes de la bronquitis crónica que afectaba a la población de Londres, más que a cualquier otra población urbana de la tierra; pero esto no sólo sucede en las ciudades industriales: **el contenido de la atmósfera global en dióxido de carbono (CO_2) aumenta regularmente desde hace 30 años a un ritmo de 0.23 por ciento al año**, lo cual prueba que el equilibrio multimilenario entre el conjunto de combustiones - respiraciones y la fotosíntesis (plantas, algas, mar) esta alterado gravemente. Como las combustiones aumentan cada año, este aumento es inquietante: a una concentración mayor, el **CO_2** puede ser tóxico, puede alterar los climas elevando la temperatura de la Tierra y derretir los hielos polares. En este momento, el conjunto de combustiones artificiales (máquinas, motores, automóviles, viviendas, calefacción, etc. absorbe 18 veces más de oxígeno y desprende 18 veces más de **CO_2** que la respiración de los **7 mil millones** de seres humanos en la tierra.

5.4. CONSECUENCIAS MÉDICAS Y SOCIALES DE LA PROLIFERACIÓN HUMANA

El crecimiento demográfico que se registra actualmente en la tierra, implica:

a) Aumento de la población en países o en regiones determinadas.
b) Aumento de la velocidad del ritmo de crecimiento.
c) Aumento de la densidad de población, particularmente en las zonas urbanas.
d) El fenómeno se presenta en los países de menos desarrollo social.
e) El fenómeno provoca un desequilibrio ecológico y social entre la población en aumento rápido y la producción en lento desarrollo.

Este fenómeno demográfico tiene consecuencias sociales, económicas, psicológicas, médicas y sobre el ambiente, consecuencias casi siempre negativas. Los efectos sobre la salud de la población se hacen sentir especialmente a través de la desnutrición y del aumento de la densidad por vivienda: aumenta el riesgo de enfermedades infecciosas y parasitarias; aumentan los riesgos para la salud mental que se traducen en dificultades de adaptación social, disminución de la coherencia social, aumento de las tensiones individuales y la agresividad, aumento de la inseguridad y de la ansiedad.

Los efectos del crecimiento demográfico, se deben valorar con relación al nivel de desarrollo del país: si el país es desarrollado puede que el aumento de su población sea un hecho económicamente favorable; si el país es poco desarrollado puede que el crecimiento demográfico rápido se constituye en un obstáculo económico para el desarrollo (mayores gastos sociales o demográficos en educación, vivienda, alimentación, asistencia social, etc.).

5.5. MIGRACIÓN, URBANIZACIÓN Y SALUD

Prácticamente, en todos los países del mundo, se está produciendo, por diversas razones, una migración interna permanente del campo a la ciudad: **la migración de agricultores hacia las zonas urbanas ha sido considerada como factor negativo desde el punto de vista económico – social.** Ahora cabe la pregunta ¿Cuáles son las consecuencias de la migración rural y de la urbanización para la salud de la población?

Las poblaciones urbanas, tanto en los países desarrollados como en los menos desarrollados, están mejor atendidas al menos desde el punto de vista de atención médica. En las zonas urbanas existe siempre concentración de médicos y de servicios médico – sanitarios, por lo tanto, la demanda de servicios y atenciones médicas es mayor siempre en las zonas urbanas que en las rurales; además, las zonas urbanas, por tener generalmente hospitales, son focos de atracción para los enfermos, particularmente los crónicos. La demanda de atenciones médicas es mucho más baja en las zonas rurales debido a la falta de médicos y de servicios sanitarios o también a la pobreza, lo cual es cierto para los países poco desarrollados. Influyen también los niveles de instrucción que siempre son más altos en las zonas urbanas y las diferencias en el grado de percepción de la enfermedad y de la necesidad de atención médica o sanitaria; estas diferencias entre las poblaciones urbanas y rurales se han atenuado en los últimos 50 años en los países desarrollados, pero permanecen bien marcadas en la mayoría de los países menos desarrollados.

En 1920 **Greenwood,** encontraba que la vida urbana se asociaba a un riesgo mayor de enfermedad, hecho que atribuía a la promiscuidad reinante en las ciudades que facilitaba la transmisión de infecciones. La prevención, ha eliminado este factor en casi todas las enfermedades infecciosas, pero ahora, con el aflujo de industrias a las ciudades, este mayor riesgo aparece en las enfermedades crónicas y degenerativas. Recordemos que los epidemiólogos ingleses, fueron los primeros en demostrar que este nuevo riesgo para los urbanos era debido a la mayor contaminación y polución del medio urbano; al uso de servicios colectivos (alimentación, agua, eliminación de excretas y desechos, basuras, etc.) que dan seguridad, pero que al mismo tiempo aumenta el riesgo colectivo; al hecho de la emigración permanente de población rural que viene a las ciudades y se expone a factores nocivos nuevos y a tensiones sociales no sufridas antes.

5.6. LA ESPERANZA DE VIDA HUMANA, CON RELACIÓN A LA CALIDAD DEL AMBIENTE DE VIDA DE LA POBLACIÓN

La esperanza de vida al nacer (vida media) o a cada edad, es un cálculo teórico basado en la mortalidad real por edades de una población dada, y que indica los años por vivir (probabilidad) que tiene cada individuo de esa población a cada edad de la vida; así, la **esperanza de vida al nacer** es la probabilidad de años por vivir que tiene cada niño que nace vivo en una población determinada; la esperanza de vida a cada año de edad es el número promedio de años vividos por los individuos que alcanzaron esa edad.

La vida media de la población humana, ha aumentado en forma progresiva en los últimos siglos; es decir, a partir de la Revolución Industrial, se ha observado que la vida media ha aumentado, manteniendo una relación directa con la elevación del nivel de vida de las poblaciones y el mejoramiento de la calidad del ambiente vital.

Cabe aclarar, que no son los límites de edad alcanzable por cada individuo de la especie humana (longevidad) los que han aumentado, puesto que la longevidad rara vez excede actualmente los 100 años; lo que ha sucedido, es que hoy hay más individuos que tienen la probabilidad de alcanzar una edad individual más avanzada que antes y esto es más cierto para las mujeres que para los hombres; esto indica que la medicina curativa y preventiva y el mejoramiento del ambiente de vida del hombre, ha disminuido el efecto de la selección natural, permitiendo que hoy vivan seres que antes debían morir precozmente. La medicina y las ciencias de la salud, han eliminado buena parte de un exceso de muertes innecesarias debido a algunas causas que ostensiblemente son ambientales (infecciones, alimentación, vivienda, saneamiento, etc.).

5.7. FACTORES QUE HAN INFLUIDO EN LA EXTENSIÓN DE LA VIDA HUMANA

La disminución progresiva y rápida de la mortalidad general y, particularmente de la mortalidad infantil, se ha debido básicamente a lo siguiente: **a)** El saneamiento progresivo del ambiente de vida del hombre. **b)** La eliminación o el control de las antiguas epidemias de enfermedades infecciosas mortales: viruela, lepra, cólera, peste bubónica, enfermedades venéreas, etc. **c)** El mejoramiento progresivo del nivel de vida de la población humana. **d)** La extensión progresiva de la educación general y de la educación para la salud. **e)** Eliminación o control de las grandes hambrunas de la antigüedad. **f)** El progreso científico y, en particular, en las ciencias de la salud. **g)** El mejoramiento creciente de las condiciones de trabajo de las masas trabajadoras. **h)** La extensión de la protección médica - sanitaria a un porcentaje cada vez mayor de la población humana. **i)** El cambio paulatino de los modos de vida y de las actitudes y comportamientos de la población frente a la salud, la enfermedad y la muerte.

5.8. FALACIAS ECOLÓGICAS

La obra de **Snow,** que es un clásico en epidemiología, por sus procedimientos de método e inferencia, resolvió un problema importante y creó un modelo para todos los que siguieron. Tuvo cuidado en buscar los eslabones intermedios de las cadenas causales indirectas, incluyendo las relaciones indirectas creadas al pasar de un nivel de organización a otro. Sin embargo, la falta de discriminación en los niveles de organización al hacer inferencias, constituye una **falacia ecológica.** La **falacia** estriba en inferir, que hay una correlación entre variables derivadas de los atributos de unidades ecológicas, esto es, datos agrupados en conjuntos sociales o de otro tipo, será también válida entre las variables derivadas de los atributos de unidades individuales, como las personas. La relación a un nivel puede desaparecer a otro, o incluso invertirse. Por ejemplo, varios estudios han descubierto, en el nivel ecológico, una relación estrecha entre la dureza del agua y las tasas de mortalidad por cardiopatía; cuanto más blanda es el agua, mayores son las tasas de mortalidad. En el único estudio referido hasta ahora sobre la exposición individual a agua doméstica de diferentes grados de dureza, no apareció una relación con muertes por enfermedades cardiacas. En este caso queda por dilucidar la diferencia entre las relaciones ecológica e individual. El origen estadístico de las diferencias no es el mismo en todos los casos, pues el desplazamiento de un nivel a otro puede ocultar diferentes tipos de variables relacionadas. Este tipo de error, en el que las relaciones entre atributos de grupos se aplican a los atributos de los individuos, se ha descrito como la **falacia agregativa**. El riesgo no es menor en el caso inverso, en donde se hacen inferencias sobre relaciones ecológicas a partir de relaciones observadas en el ámbito individual: esto se ha descrito como la **falacia atomista.** Por ejemplo, en Estados Unidos la hipertensión, según todos los registros disponibles, es relativamente frecuente en negros, como grupo étnico, comparados con los blancos. En individuos, la hipertensión constituye un precursor frecuente de la cardiopatía coronaria y las dos alteraciones guardan relación regular con grupos sociales. No obstante, se estaría equivocado al deducir, con base en esta correlación entre individuos, que hay una alta tasa por cardiopatía coronaria en negros como grupo étnico; sus tasas son más bajas con relación a los blancos; en este caso, la disparidad entre las correlaciones individual y de grupo, se debe al grado de variación de la variable dependiente, del cual puede dar cuenta la variable independiente. Si bien la hipertensión, al parecer, constituye una causa de cardiopatía coronaria, no es la única; la contribución a la variación de las tasas de cardiopatía coronaria en grupos hecha por individuos con hipertensión (contribución que es el producto de su número y su probabilidad de sufrir enfermedad coronaria) evidentemente es rebasada por las contribuciones mayores de individuos afectados por otros factores que los ponen en riesgo de padecer enfermedad coronaria.

6

VARIABLE EPIDEMIOLÓGICA Y SU IMPORTANCIA EN LA MEDICINA DEL TRABAJO

La relación causal en epidemiología, se refiere a uno o varios factores de riesgo y su asociación con un efecto, sin olvidar que un solo factor de riesgo, puede desencadenar efectos diferentes; no obstante, el ser humano presenta tanta variabilidad que la epidemiología, al tratar de probar una hipótesis, debe tener en cuenta todas las circunstancias posibles en forma exhaustiva y completa.

La variable, se presenta como una propiedad no constante que cambia o puede cambiar en un individuo o entre varios individuos dentro de un grupo o entre varios grupos.

Las dos variables más comúnmente utilizadas en los individuos son la edad y el sexo:

a) **La variable edad**, puede ocupar entonces en los diferentes individuos del grupo social, o en un mismo individuo con el correr del tiempo, cualquier valor numérico, dentro del rango comprendido entre 0 y 100 años.

b) **El sexo**, sea femenino o masculino, no cambia en un individuo con el correr del tiempo.

Pero la relación cualitativa de sexo masculino ó femenino puede ser diferente de un grupo social a otro; las variables entonces presentan la particularidad de que su valor numérico o cualidad puede ocupar una posición cualquiera dentro de un rango de posibles valores o situaciones.

6.1. GENERALIDADES SOBRE LA NOCIÓN DE VARIABLE

Una mejor interpretación de la noción de variable implica conocer otros detalles como:

A) Su naturaleza (cualitativa o cuantitativa). **1. Cualitativa,** cuando el interés se centra sobre una propiedad no numérica tal como sexo, ocupación, color de ojos, religión. **2. Cuantitativa,** cuando la observación que se hace de la variable puede ser expresada en términos numéricos, tales como la edad, número de hijos, presión arterial.

B) Su interrelación en: variables dependientes o independientes, reversibles o irreversibles, precedentes o subsiguientes, determinantes o probabilísticas.

6.1.1. Variables discretas y continuas

Dentro de la variable cuantitativa, se distinguen variables de tipo discreto y de tipo continuo:

A) La variable discreta, está representada por valores enteros dentro de un rango de posibilidades numéricas, tales como el número de hijos en una familia.

B) La variable continua, en cambio, puede presentar valores numéricos no solamente enteros, sino también fraccionarios.

Por ejemplo, en la observación anterior: número de hijos **(variable discreta),** no tendría sentido que una determinada familia tuviera 2.30 hijos; en cambio, el peso corporal **(variable continua)** puede presentar tanto valores de 50 kg. como de 69.40 kg.

6.2. ESCALA DE MEDICIÓN

El concepto de escala de medición, se refiere a los criterios utilizados para definir las diferentes categorías en las cuales se pueden agrupar las observaciones e implica diferentes niveles. El concepto de escala de medición se representa en el diagrama 6.2.

DIAGRAMA 6.2
Escala de medición

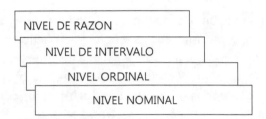

6.2.1. Nivel nominal

El nivel nominal, está caracterizado por categorías de eventos mutuamente excluyentes y colectivamente exhaustivos:

Mutuamente excluyente significa que, un sujeto no puede pertenecer a la vez a varias categorías de la misma variable. Cada elemento que se observa, corresponde a una y solamente a una de estas categorías. Ejemplo: un individuo no puede tener sino un solo grupo sanguíneo, el tener el grupo A, excluye en el individuo la presencia de las otras tres categorías; así que las categorías de tipo sanguíneo son mutuamente excluyentes.

Colectivamente exhaustiva significa que, las categorías o grupos presentes conforman la totalidad de los aspectos del evento; tales categorías comprenden el conjunto de todas las posibilidades en donde se puede clasificar a un elemento dado. Ejemplo: las cuatro categorías A, B, AB, O, constituyen las posibilidades de clasificación de grupo sanguíneo que se utilizan en la práctica corriente. Son colectivamente exhaustivas, por abarcar todas las posibilidades de grupo sanguíneo.

Otros ejemplos de variables, cuya escala de medición se emplea en el ámbito nominal son: religión, color de piel, partido político, estado civil, ocupación, etc.

6.2.2. Nivel ordinal

El Nivel Ordinal, fuera de presentar categorías mutuamente excluyentes y colectivamente exhaustivas, se caracteriza por una relación de orden dentro de las categorías como de menor a mayor, de peor a mejor; por ejemplo, el estado de gravedad de una enfermedad se mide en el nivel ordinal como leve, moderada y grave.

6.2.3. Nivel de intervalo

En este nivel, existe un orden numérico, un límite inferior y otro superior preciso para cada categoría, en las cuales se encuentra subdividida la variable. Los valores de la escala en el nivel de intervalo son arbitrarios. Tienen sentido únicamente en cuanto hacen relación con otros valores que están en las categorías. **El punto 0 es arbitrario, como en la escala de temperatura**, diferente según si se trata de grados C, F. Las unidades de medidas son iguales. Se pueden sumar y restar, pero no se pueden multiplicar ni dividir.

Es la misma diferencia entre 20 y 30 grados que entre 410 y 420 grados, pero 60 grados centígrados no es el doble de 30 grados centígrados. Tampoco 40 grados centígrados es la cuarta parte de 160 grados centígrados. Existen entonces las operaciones de suma y resta, más no las de multiplicación ni división.

6.2.4. Nivel de razón

Al igual, que en el anterior nivel, la base de la clasificación es por orden numérico, con un límite inferior y un límite superior, siendo que el límite superior de una categoría se confunde también con el límite inferior de la categoría siguiente; pero, a diferencia del nivel de intervalo, la representación numérica en el nivel de razón tiene un significado real y por tanto **incluye un punto de origen que es el cero (0).** En el nivel de razón existen todas las operaciones de suma, resta, multiplicación. La escala cuantitativa de razón más utilizada es la formada por los números racionales; es decir, por todos los números positivos y negativos, según el diagrama 6.2.4.

DIAGRAMA 6.2.4

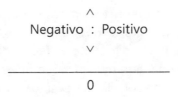

Sin embargo, en los eventos biológicos se utiliza solamente la parte positiva de la escala.

En resumen, la naturaleza de la variable se determina en cualitativa o cuantitativa. La escala de medición de las variables comprende los niveles: nominal, ordinal, intervalo y de razón.

6.3. RELACIÓN DE LAS VARIABLES

6.3.1. Variables dependientes e independientes

Con respecto a la relación de una variable con otra o más variables en un **estudio epidemiológico,** se puede considerar la **variable como dependiente o independiente.** Cabe aclarar que, siempre **es el investigador** quien determina o define cuál es la variable dependiente y cual la independiente.

Generalmente, cuando se sospecha que una variable produce un cambio determinado en la presencia de otra, la primera es la **variable independiente**. El efecto o enfermedad, generalmente es la **variable dependiente**. No obstante, cuando la relación causal es desconocida, la designación de una u otra variable como dependiente o independiente estará, en función del orden cronológico de la presentación de dichas variables. **En la relación de cigarrillo y cáncer de pulmón**, se establece el **hábito de fumar como variable independiente** y el **cáncer de pulmón como dependiente**. El **estrés** o la **angustia,** son considerados como variable independiente en su relación con la **enfermedad coronaria.**

6.4. RELACIÓN SECUENCIAL (VARIABLE PRECEDENTE Y SUBSIGUIENTE)

Cuando se trata de un orden en el tiempo de sucesión, entre las variables, **la variable precedente es la variable independiente** y la **variable subsiguiente es la variable dependiente.** Implica, que un **factor de riesgo** o un **factor** que se cree responsable de una enfermedad, tiene que suceder antes del efecto, en la secuencia de presentación de los eventos, el factor de riesgo sería la **variable precedente** y el efecto la **variable subsiguiente.**

Al investigar la presencia de **cirrosis hepática** en individuos que hayan padecido de hepatitis viral, la hepatitis, por presentarse primero en la secuencia cronológica, es la variable independiente; y la cirrosis hepática, variable subsiguiente, es la variable dependiente. A lo anterior, se le conoce como **una relación secuencial entre dos variables**: *sí A, más tarde B.* Esta relación secuencial es muy importante en enfermedades de tipo crónico, en donde la causa o factor de riesgo A, empieza su acción momentánea o prolongada y acumulativa por períodos de un año hasta de veinte o más años, antes de presentar el efecto en forma aparente o clínicamente detectable o diagnosticable. En epidemiología, se establece la relación no solamente unicausal, sino también multicausal; **la relación unicausal se determina así: si A y sólo si A, entonces B,** pero generalmente se cree que un efecto puede ser causado por una serie de factores que aislados o reunidos pueden producir el efecto o la enfermedad.

6.5. RELACIÓN DETERMINANTE Y PROBABILÍSTICA ENTRE VARIABLES

En epidemiología, se estudian generalmente relaciones de **tipo probabilístico**, en contraposición con la **forma determinante.** Una **relación determinante,** es la que se establece bajo este modelo: *si A siempre B.* Este tipo de relación, es poco común en epidemiología; la relación más común que va a ser el objeto del planteamiento a lo largo de los siguientes temas, es la **relación llamada probabilística o estocástica**: *si A, probablemente B.* El hábito de fumar puede producir el cáncer de pulmón, sin olvidar que dentro del concepto de multicausalidad, hay otros factores que también pueden provocar esta enfermedad.

Debemos recordar, que **un factor de riesgo A,** puede producir varios efectos: **el cigarrillo puede ser responsable no sólo del cáncer de pulmón, sino también de otras enfermedades bronco-pulmonares y cardiovasculares.**

Un efecto, o una enfermedad puede ser producido por varias causas y algunas de ellas pueden ser hasta el momento actual desconocidas.

6.6. DETECCIÓN DE FACTORES EXTRAÑOS EN MODELOS CAUSALES

Un buen diseño de investigación, por lo general, debe eliminar, tantas variables extrañas como sea posible, ya que estas variables, pueden afectar la relación que esperamos demostrar entre la causa hipotética y el efecto. Para interpretar los resultados, el analista construye implícitamente un modelo causal de sus relaciones basándose en las asociaciones observadas.

Cabe aclarar que todas las variables posibles que podrían explicar la asociación observada, nunca pueden ponerse a prueba y controlarse, pues se supone, que estos factores desconocidos no afectan los resultados.

Para obtener los datos con base en los cuales se construye el modelo causal, se hacen otras suposiciones sobre la validez de los indicios usados para asignar valores cualitativos o cuantitativos a las variables bajo estudio; por ejemplo: **los registros de las lecturas del esfigmomanómetro, no son lo mismo que la presión de las columnas de sangre contra las paredes arteriales.**

Es necesario comentar, que en el mundo social y biológico, cuanto más general y matemática es una expresión, menos probable es que represente las realidades cotidianas que nos interesan. El modelo matemático, que describe la transmisión epidémica de una enfermedad infecciosa, puede permitir comprender el proceso de su transmisión, pero no permite prever con precisión una epidemia local. La ecuación en epidemiología, sólo puede ser un modelo de las relaciones efectivas y debe basarse únicamente en suposiciones sencillas o simplificantes.

Las fórmulas generales, únicamente tienen validez dadas las condiciones limitantes contenidas en las suposiciones; la suposición de que permanecen constantes los factores extraños que afectan las variables dependientes, limita la aplicación de la fórmula. Únicamente cuando estos factores son constantes, puede generalizarse la fórmula a situaciones más allá de las observadas; por lo tanto, siempre que se diga que una asociación observada refleja una relación causal, será necesario revisar el modelo causal para conocer las suposiciones simplificantes que contiene. Para saber si un cambio de la variable dependiente se debe a variables extrañas, siempre es útil considerar en forma sistemática los siguientes tipos de variable independiente:

1) **Variable causal hipotética.**
2) **Variables de control.**
3) **Variables no controladas.**
4) **Variables de confusión.**
5) **Variables de distorsión.**

6.6.1. La variable causal hipotética

La variable causal hipotética, es la variable independiente, escogida para el estudio. El investigador espera descubrir cambios en la variable dependiente que pueda atribuir a cambios en esta variable independiente. Por medio del diseño, análisis e inferencia procura aislar su efecto del de todas las demás variables independientes. La nitidez del efecto que puede aislarse, variará en parte según la claridad con que se conciban, definan y midan la variable independiente estudiada y sus efectos. Los investigadores experimentados no dan por supuesta la existencia de la causa hipotética o cambio en la variable independiente estudiada, así como tampoco prejuzgan la existencia de un efecto o cambio en la variable dependiente.

6.6.2. **Variables de control, las variables de control, son variables independientes,** diferentes a la variable causal hipotética y cumplen con dos condiciones: ejercen un efecto potencial sobre la **variable dependiente** y pueden ser sometidas a control[2] mediante el análisis. **El control** de la potencial variación extraña en la variable dependiente se puede realizar por medio del diseño de la investigación; el diseño, simplifica las condiciones de observación al eliminar la fuente de la variación extraña; por ejemplo, al estudiar los efectos de la contaminación atmosférica sobre los padecimientos respiratorios

---

[2]   ˙El uso de la palabra control en varios sentidos, puede confundir incluso a los lectores cuidadosos. En vez de agravar la confusión con nuevos términos, intentaré un uso cuidadoso. El verbo se usa en el sentido de controlar las fuentes de variación extraña en la variable dependiente por medio del diseño o análisis. En otro sentido, se usa para describir el tipo de variable definida antes; son las variables de control, a diferencia de las variables no controladas y de confusión. Se usa también para describir un grupo testigo o de control, que se reúne para compararlo con un grupo de casos o grupo experimental. El sustantivo control se usa para designar a los miembros del grupo de control. Es por desgracia posible, según se verá, controlar variables extrañas al convertirlas en variables de control, o al convertirlas en variables no controladas, usando controles pareados.

en no fumadores para eliminar la variación debida al tabaquismo o bien al neutralizarlo al lograr la distribución igual de los fumadores entre los grupos de comparación por asignación al azar o por pareamiento.

El análisis constituye otro medio de control: las causas de variación extraña en la variable dependiente primero se conciben en el diseño de la investigación como variables de control, para que puedan especificarse, medirse y, así, someterse a análisis. Por ende, un objetivo del diseño de la investigación, es facilitar la conversión de fuentes extrañas de variación en variables de control, en este caso el objetivo del análisis estriba en lograr estas conversiones.

6.6.3. Variables no controladas

Las variables no controladas son otra clase de variable independiente que puede modificar la variable dependiente. **Las variables no controladas cumplen con dos condiciones negativas: en primer lugar,** no han sido sometidas a control mediante el análisis. Las variables no controladas tal vez sean reacias al análisis porque no han sido especificadas ni medidas o porque el diseño de la investigación las ha distribuido en el sistema observado de tal manera que sus efectos se anulan y no se pueden separar de otros; **en segundo lugar,** las variables no controladas no guardan relación con la variable causal hipotética. **Las variables independientes relacionadas con la variable causal hipotética, pero no controladas, son las variables de confusión.**

Cabe señalar que las variables no controladas, dan cuenta de la variación en la variable dependiente que queda sin explicar en el análisis; por ejemplo, en el caso del cáncer pulmonar, aún cuando se controlan el tabaquismo, la contaminación atmosférica, la edad, el sexo y la clase social, la enfermedad aparecerá en individuos en los que no hay ninguno de estos atributos o exposiciones de alto riesgo. Otros carcinógenos podrían causar cáncer pulmonar; por ejemplo, níquel y cromo radiactivo, en ausencia de todos los demás factores mencionados; por añadidura, tal vez entren en juego otros carcinógenos desconocidos. A la inversa, no todos los individuos con la misma exposición a todos los factores conocidos, muestran las mismas manifestaciones y no todos sufren cáncer; por lo tanto, los casos deben diferir de los sujetos no afectados en cierto aspecto adicional y desconocido.

La variación residual en la variable dependiente, implica que obran factores diferentes a los que guardan relación con las variables de estudio y de control; la variación puede obedecer a agentes desconocidos en el medio, a los caprichos del desarrollo individual y la predisposición genética o a factores constitucionales que hacen a las personas excesivamente susceptibles a la enfermedad en cuestión.

Estas fuentes no controladas de variación, se manejan por medio de técnicas estadísticas en el diseño y análisis. Las técnicas de diseño de la asignación al azar y el pareamiento, según hemos señalado, neutralizan las fuentes no controladas de variación al distribuirlas por igual entre los grupos de comparación. Se usan las técnicas analíticas de medir la tendencia central y dispersión, para prever los límites, dentro de los cuales es probable que haya variación de la variable dependiente, debida a fuentes no controladas. Los límites de la variación no controlada, se derivan de la variación global observada, que se toma como norma y se atribuye al azar. Esta variación al azar, es una cifra de base, en las pruebas de significancia estadística de los efectos atribuidos a la variable causal hipotética. Para que se le asigne significancia estadística, la variación atribuida a la variable causal hipotética, debe rebasar en cierto grado predeterminado, la variación al azar. En las técnicas analíticas multivariadas llamadas regresión múltiple y análisis de vías, se incluyen términos en las ecuaciones para tomar en cuenta la variación inexplicada.

6.6.4. Variables de confusión

La variable de confusión es una variable independiente que provoca un cambio en la variable dependiente y que varía sistemáticamente según la variable causal hipotética que se estudia. Cuando no se controlan, los efectos de una variable de confusión no pueden distinguirse de los de la variable estudiada. Cuando la variable independiente estudiada es común, también es común la variable de confusión, esto es, las dos variables guardan relación estadística. Se deduce que, cuando la variable independiente estudiada guarda relación estadística con una variable dependiente estudiada, también guardará relación con ella la variable de confusión. En una relación observada entre dos variables, la variable de confusión constituye una tercera variable no controlada, que guarda relación con las variables independiente y dependiente. El cambio en la variable dependiente estudiada, que al parecer se debe a la variable independiente estudiada que se descubrió al principio asociada con ella, podría, por lo tanto, deberse a la **variable de confusión.**

El modelo causal de la relación entre la contaminación atmosférica y la bronquitis, sería entonces como sigue:

Contaminación atmosférica   **Bronquitis**
(Variable independiente)   **(Variable dependiente)**

No obstante, podría ser igual de cierto, que el hacinamiento y la alta densidad de población, que se descubren con tanta regularidad en el complejo de la pobreza urbana, confundieran la relación. Estos factores podrían causar bronquitis, por una parte, al facilitar la extensión de la infección; por la otra, muy independientemente de la bronquitis, quizá causarían contaminación atmosférica por concentración del uso de combustibles domésticos e industriales y de transporte motorizado; **en ese caso, el hacinamiento sería una variable de confusión: la contaminación atmosférica y la bronquitis estarían en relación simétrica una con la otra como parte de un complejo de factores y la inferencia causal sería espuria.** La variable designada erróneamente como causa que conduce a la inferencia espuria en una relación de este tipo, podría llamarse con tino **variable transitoria.** Viaja junto con la variable dependiente del mismo modo como el virus pasajero va junto con un cáncer, pero sin causarlo; así pues, la variable transitoria varía sistemáticamente conforme lo hace la variable dependiente estudiada pero sin guardar relación causal con ella.

La variable antecedente explicativa, por ejemplo: **el hacinamiento, constituye una variable de confusión que explica la relación que al parecer existe entre dos variables concebidas como causa y efecto hipotéticos**. Esta variable, es anterior en el tiempo, a la variable causal hipotética en la relación inicial. Cabe comentar que, cuando se controla una tercera variable de este tipo, desaparece la relación inicial entre la variable independiente y causal hipotética y la variable dependiente estudiada.

La confusión, puede manejarse en el diseño de la investigación y en el análisis, los procedimientos son los mismos que ya se comentaron, en el control de la variación extraña potencial, en la variable dependiente. Por medio del diseño, las variables de confusión pueden excluirse del sistema bajo observación o neutralizarse en su interior. Por medio del análisis, las variables de confusión pueden convertirse en variables controladas. De hecho, la distribución al azar en estudios experimentales, convierte a las variables de confusión en variables no controladas; éstas originan grados no medidos de variación residual en cada uno de los grupos comparados; puesto que estas variables no controladas se distribuyen por igual entre los grupos, no hay necesidad de controlar el efecto de la variable de confusión por medio del análisis y, de hecho, no hay forma de hacerlo. El pareamiento logra una conversión similar de variables de confusión en variables no controladas y como en el caso de la distribución al azar, no es necesario controlar en el análisis las variables de confusión, excepto en lo concerniente a vigilar su distribución igual entre los grupos comparados.

En estudios observacionales, se usa a menudo, una combinación del diseño y análisis para enfrentar la confusión. Un método consiste en buscar situaciones en las que la variación no sea sistemática y el factor estudiado y el factor de confusión difieran. Para seguir con el ejemplo de los efectos de la contaminación atmosférica sobre la salud, los niveles sociales y económicos, el hacinamiento y la densidad de población son todos variables de confusión, pues rara vez pueden disociarse del grado de contaminación del aire ambiente.

En experimentos sociales, la asignación al azar a los grupos experimental y de control no elimina la confusión en todos los casos en que variables extrañas varían sistemáticamente según la variable independiente estudiada. Si bien la asignación al azar puede asegurar una distribución uniforme entre los grupos comparados de los atributos existentes en una población estudiada, la asignación no asegura la similitud de la experiencia futura en todos los aspectos. En la mayor parte de los experimentos sociales, la intervención expone al grupo experimental no a un solo factor, sino a varios. La tendencia de estos factores a variar sistemáticamente, uno en función del otro, es rica en posibilidades de confusión.

6.6.5 Variables de distorsión

La confusión ocurre bajo muchos disfraces. **Las variables de distorsión**, le dan un giro especial al fenómeno, pues pueden invertir la dirección de una relación observada entre las variables independiente y dependiente estudiadas. **La variable de distorsión, como otras variables de confusión, está relacionada con las variables independiente y dependiente estudiadas; difiere de otras variables de confusión en que su vínculo con la variable dependiente es opuesta en dirección y signo, a la relación de la variable independiente estudiada con la variable dependiente.** Si la variable independiente estudiada varía directamente según la variable dependiente, **la variable de distorsión** varía inversamente según la variable dependiente y viceversa; por consiguiente, la relación negativa entre las variables de distorsión y dependiente, contrarresta la relación positiva entre las variables independiente y dependiente estudiadas, por lo que invierte, oculta o disminuye la relación observada. Cuando se controla una variable de distorsión y la distorsión es considerable, la relación tal vez se invierta. Si la distorsión es menor, el control de la variable de distorsión quizá revelará una relación donde al parecer no había ninguna o fortalezca una relación débil.

En epidemiología, quizá **la variable de distorsión más común sea la edad.** Así, en un estudio de cuidados psiquiátricos en la población de una ciudad inglesa, las tasas de psicosis depresiva fueron mayores en casados que en solteros. A primera vista, parecía que la depresión posiblemente guardaba relación con la tensión marital; sin embargo, los resultados entre uno y otro sexo estaban distorsionados por la variable edad. La edad creciente guardó relación positiva con el matrimonio y la psicosis depresiva: las personas de mayor edad tenían mayores probabilidades de estar casadas y también estaban expuestas a un riesgo mayor de sufrir psicosis depresiva. Cuando se controló la edad, se descubrió que las tasas de psicosis depresiva eran mayores en solteros que en casados; de hecho, el matrimonio guardaba relación negativa con la psicosis depresiva. La relación positiva de la edad con el matrimonio y la psicosis depresiva había ocultado esta relación negativa y producido una relación espuria entre el matrimonio y la psicosis depresiva.

6.7. VARIABLES SUPRESORAS Y REFINAMIENTO

La variable supresora es aquélla que, cuando se controla, revela o fortalece una relación suprimida entre dos variables estudiadas, pero que no es capaz de invertir la relación, independientemente del grado de su efecto. La variable supresora guarda relación con la variable independiente estudiada, pero poca o nula relación con la variable dependiente. Difiere de la variable de distorsión, pues no guarda relación con la variable dependiente de signo opuesto a la de la variable independiente estudiada con la variable dependiente. Consecuentemente hay una diferencia cualitativa entre las variables de distorsión y supresora, cabe aclarar que la diferencia no es solamente cuestión de grado.

Controlar una **variable supresora**, mediante diseño o análisis, estriba en refinar la variable inicial estudiada. En tanto que, la detección de la confusión identifica a los factores que crean la ilusión de una relación causal, **el refinamiento** pone de manifiesto a los factores que suprimen la aparición de una verdadera relación causal. **El refinamiento de la variable independiente,** particulariza factores causales homogéneos, de este modo identifica las categorías más relevantes y eficaces de la causa hipotética y las categorías que diluyen sus efectos, además de señalar grupos de alto riesgo. Por otro lado, cuando se refina la variable dependiente, el éxito depende de la coincidencia entre las subdivisiones de la variable dependiente global y la causa estudiada; por ejemplo, el refinamiento de la variable dependiente mortalidad, para fortalecer su asociación con la variable causal hipotética tabaquismo por cigarrillos. En tanto que la tasa de mortalidad por todas las causas de muerte es mayor que la unidad y, por lo tanto, está aumentada, la razón en lo que se refiere a una causa específica, es decir, el cáncer pulmonar, se halla en una mayor magnitud. El refinamiento localiza efectos homogéneos en la variable dependiente. Se identifican los efectos más relevantes con relación a una causa hipotética, al mismo tiempo que aquellos efectos que diluyen la asociación, de esta manera, el procedimiento ayuda a revelar el efecto preciso de una causa de alteración de la salud.

Para concluir con esta sección, diremos que al igual que los procedimientos para controlar variables de distorsión, **el refinamiento tiene por objeto exponer asociaciones causales que pueden quedar ocultas en el modelo.** El investigador que quiera refinar su análisis, debe ser ingenioso y persistente, pues al refinar las variables, corre un riesgo menor de rechazar resultados positivos que no son obvios y aumenta el poder de su estudio. Además, los procedimientos para controlar variables de confusión eliminan, neutralizan o miden factores extraños al modelo causal. Excepto el control de las variables de distorsión, estos procedimientos tienen por objeto detectar y eliminar las asociaciones que se observan entre dos variables y que no son causales, pero que parecen serlo. Al evitar la confusión en el diseño de la investigación, el investigador limita las suposiciones simplificantes integradas a su modelo causal y fortalece la inferencia causal y al poner de manifiesto la confusión por medio del análisis, se protege contra inferencias falsas que no se eliminaron en el diseño, en esta forma corre un riesgo menor de aceptar como positivos, resultados negativos y aumenta el rigor de su estudio.

6.8. RELACIÓN ENTRE VARIABLES

En la actualidad hay un vacío entre las técnicas bien probadas del análisis por tablas de contingencia y las técnicas estadísticas más recientes del análisis multivariado. Puesto que las computadoras electrónicas, son capaces de manejar estos análisis con facilidad; en la actualidad es posible ocuparse simultáneamente de un gran conjunto de variables de control. La introducción de múltiples variables de control en el análisis de asociaciones observadas ya ha alterado la fuerza de cierto número de hipótesis causales que en un tiempo estuvieron en boga. Para tomar como ejemplo la variable dependiente peso al nacer, sus asociaciones desde hace tiempo reconocidas con la edad materna y la estatura materna, desaparecen al introducir controles múltiples. El conjunto de estas relaciones observadas puede explicarse por otras variables, sobre todo el peso materno antes del embarazo y el aumento de peso de la madre durante el embarazo[3]

A continuación intentaremos exponer las formas de asociación entre las variables de un modo que quizá permita un paso más fácil del lenguaje de las tablas de contingencia y la sintaxis de la varianza: Un primer paso consiste en comprender los tipos de relaciones que pueden enturbiar o aclarar las asociaciones causales. Las categorías más generales de las variables asociadas son las variables independientes y dependientes. En la relación observada entre este tipo de variables, las categorías más generales de las variables adicionales, son las variables controladas, las no controladas y las de confusión. Estas variables pueden quedar ocultas dentro de las suposiciones simplificantes de los modelos causales y, hasta ahora, el papel de las variables adicionales, ha sido comentado en términos de la necesidad de ponerlas de manifiesto.

Entre dos variables puede haber varias relaciones; también es posible que se entablen muchas relaciones más entre tres variables si no se imponen restricciones en cuanto al orden en el tiempo o la dirección del efecto. Primero ensayaremos secuencias causales posibles entre variables neutras en lo que se refiere al orden en el tiempo y dirección. Deben distinguirse tres relaciones entre dos variables asociadas para proceder a la inferencia causal:

> Una relación simétrica: X (Y).
> Una relación asimétrica: X puede causar Y, X (Y).
> Una relación asimétrica alternativa: Y puede causar X, Y (X).
> Una vez que hay una tercera variable Z en relación con las otras dos, se multiplican las formas de sus relaciones posibles.[4]
> Las variables adicionales que aparecen en el desarrollo de la relación entre dos variables, incluyen, por lo menos, cinco tipos con propiedades distintivas en cuanto al orden en el tiempo y el efecto sobre la fuerza de la asociación:

---

[3] *Este hallazgo dio nueva fuerza a una hipótesis controvertida, a saber, que la nutrición durante el embarazo influye sobre el peso al nacer y, a través del peso al nacer, sobre la mortalidad y el desarrollo infantiles. El peso materno puede ahora considerarse como una variable interviniente entre la edad, estatura o número de partos y el peso al nacer.

[4] Un sistema de diez variables libres, puede ordenarse en una cifra de diez factorial, esto es, más de tres millones.

Antecedente simple.[5]
Explicativa.[6] Interviniente. Moderadora. Componente.

Dos tipos de variables adicionales son anteriores a la variable independiente: antecedente simple y explicativa. La variable interviniente se encuentra en el tiempo entre las variables independiente y dependiente estudiadas. La variable moderadora puede actuar en cualquier punto del tiempo antes de la variable dependiente: así pues, en relación a la variable independiente, puede ser previa, concomitante o interviniente. La variable componente contribuye a la variable independiente estudiada y es concomitante con ella.

La nomenclatura de estas variables semeja un ejercicio talmúdico, con las debidas consecuencias semánticas. En la literatura de los estudios de población, epidemiología, bioestadística y de las ciencias de la conducta, muchos escritores han creado su propia terminología especial para las variables sin referirse al uso previo. Otros se han apropiado términos usados en un sentido para su propio uso en otro sentido. Muchos han usado términos en sentido nato y sin definirlos.

6.9. VARIABLES ANTECEDENTES SIMPLES

Por falta de un clavo, se perdió la herradura.
Por falta de una herradura, se perdió el caballo.
Por falta de un caballo, se perdió el jinete.
Por falta de un jinete, se perdió la batalla.
Por falta de una batalla, se perdió el reino.
Y todo por falta de un clavo de una herradura.

La **variable antecedente simple es anterior en el tiempo a la variable independiente estudiada**. La añadidura de una variable antecedente al análisis de la relación entre variable causal hipotética y dependiente rastrea la secuencia causal hacia atrás en el tiempo, por ejemplo, una de las relaciones

---

[5]   Según la terminología de Rosenberg y algunos otros, es una variable extraña (M. Rosenberg, 1968).
[6]   Según la terminología de Rosenberg, es una variable antecedente (M: Rosenberg, 1968).

más firmes que se conocen con el peso al nacer, es el peso de la madre durante el embarazo.

Peso materno (Variable independiente, X)
Peso al nacer (Variable dependiente, Y)

Sin embargo, la alimentación materna es una causa antecedente del peso materno. Por tanto:

Alimentación materna (Variable antecedente independiente, X)
Peso materno (Variable dependiente, Y)
Peso al nacer (Variable simple, Z).

6.10. VARIABLES EXPLICATIVAS

La variable explicativa, siempre es anterior en el tiempo a la variable causal hipotética. Hemos señalado que la asociación inicial que al parecer existe entre las variables causal hipotética y la dependiente **(x) (y)** desaparece cuando se controla la variable explicativa, esta (explica la asociación entre **x** e **y**, y la variable causal hipotética **(x)** se transforma entonces en una variable transitoria.

El descubrimiento de estas variables explicativas elimina cualquiera de las inferencias causales que probablemente hagamos sobre la relación inicial. Un ejemplo de confusión atribuido a una variable explicativa, aparece en un estudio del efecto de la alimentación de la madre durante el embarazo sobre el peso al nacer. **A. M. Thompson,** descubrió que la ingestión calórica materna correspondía al peso al nacer, resultado que validó la hipótesis de que la alimentación era un factor causal independiente en el peso al nacer:

Ingestión calórica materna (Variable independiente, x) = Peso al nacer (Variable dependiente, y).

Sin embargo, la correlación casi desapareció por completo cuando el peso corporal materno se conservó constante. La correlación efectiva se redujo entonces a r = 0.05. Por otra parte, cuando el ingreso calórico se conservó constante, la correlación entre el peso corporal materno y el peso al nacer persistió (r = 0.29). Por lo tanto, **Thompson,** desechó como espuria la correlación entre las calorías y el peso al nacer; pues consideró que quedaba explicada por la correlación entre un factor antecedente, la masa corporal materna, la ingestión calórica y el peso al nacer.

6.11. VARIABLES INTERVINIENTES

La variable interviniente, ocurre en una secuencia causal entre variables independiente y dependiente asociadas: causa variación en la variable dependiente estudiada y, a su vez, varía por efecto de la variable independiente estudiada; por lo tanto, al igual que la variable explicativa, la variable interviniente guarda asociación estadística con las variables independiente y dependiente estudiadas. **El efecto sobre la asociación entre dos variables al introducir una variable interviniente, se llama interpretación.**

Cuando la **variable interviniente,** es controlada en el análisis, la asociación inicial entre las variables independiente y dependiente estudiadas desaparece o se reduce notablemente. El efecto es el mismo que en el caso de la variable explicativa. La cadena causal de las variables que se forma al añadir una variable interviniente a una relación observada entre dos variables, tiene en principio las mismas propiedades que la que se forma al añadir una variable explicativa, por consiguiente, el solo análisis no puede decidir la cuestión de si una tercera variable es una variable antecedente que explica la asociación o si es una variable interviniente que interpreta la asociación. La respuesta debe derivarse de otras fuentes, sea la prioridad lógica de las variables en el tiempo o mediante investigación adicional. La interpretación a la que se llega por medio de variables intervinientes, particulariza la comprensión de la secuencia de sucesos en una cadena causal. **El análisis de las variables intervinientes puede dilucidar la patogénesis, eliminar la confusión y esclarecer las relaciones entre diferentes niveles de organización.**

6.12. VARIABLES MODERADORAS

La variable moderadora, especifica las condiciones: en ciertas condiciones, la asociación entre una variable causal hipotética y una variable dependiente, se hace más fuerte que antes; la relación se hace más débil en ciertas condiciones y puede incluso cambiar de dirección y signo, estas condiciones se designan con los valores de la variable moderadora.

Ciertas variables independientes que no tienen un efecto demostrado sobre alguna manifestación al ser consideradas aisladas, tienen un efecto, cuando actúan junto con otros factores, por ejemplo: **se han señalado agentes causales concomitantes, llamados cocarcinógenos, en las hipótesis sobre varios cánceres; en estos casos, para que sea eficaz el carcinógeno, requiere la actividad complementaria de un cocarcinógeno.** Un posible ejemplo de agentes causales concomitantes, ha sido descubierto en el cáncer bronquial: se han descubierto altas tasas en trabajadores **expuestos al asbesto,** pero virtualmente sólo en los trabajadores que fuman cigarrillos. El riesgo en estos trabajadores fue mucho mayor de lo que podía esperarse con base en los riesgos previstos del tabaquismo solo. Puesto que el tabaquismo en sí mismo basta para producir cáncer bronquial, **la exposición al asbesto** presumiblemente hace a la mucosa bronquial más susceptible a la alteración maligna causada por el tabaquismo:

- Tabaquismo por cigarrillos **(variable independiente)**
- Cáncer bronquial **(variable dependiente)**
- Asbesto **(variable independiente concomitante).**

Cuando las **variables moderadoras** se cuantifican como **variables independientes,** muestran la propiedad estadística de interacción o efecto conjunto. **El efecto conjunto** de las variables independientes, es mayor que la suma de sus efectos independientes actuando por separado; **la variable moderadora** puede entonces definirse como una **variable independiente** que, en combinación con cualquier otra variable independiente, produce un efecto superior a la suma de los efectos que cada una produce sola. **A la inversa**, cuando hay interacción, la suma de los efectos de cualesquiera de las variables independientes considerada sola es un promedio ponderado de sus efectos cuando se considera junto con otras variables independientes.

Cuando se introduce una variable moderadora en el análisis y muestra interacción, el proceso se llama **especificación**. Las relaciones que así se especifican, son relaciones condicionales, esto es: cada uno de los valores especificados de la variable moderadora, revela un nivel diferente de relación entre las variables independiente y dependiente originales. Cada una de las condiciones de la variable moderadora indica de este modo un efecto específico.

El efecto principal de la variable, es la diferencia en el grado de variación que se observa en la variable dependiente bajo diferentes niveles o condiciones de la variable independiente. La interacción entre variables independientes o efecto conjunto, es el promedio de sus efectos principales. La interacción es un concepto estadístico. El comportamiento de las variables que interactúan, es un modelo de factores que obran en el mundo material; este modelo tiene las propiedades de otros modelos matemáticos que hacen generalizaciones sobre las relaciones; cuanto más general sea el modelo, mayor será el número de diferentes conjuntos efectivos de relaciones a los que probablemente se ajuste. Esto es aún más cierto, puesto que la interacción no está atada al orden en el tiempo. **Kendall** y **Lazarsfeld,** consideraron necesario distinguir **variables moderadoras condicionales y contingentes**; ambos tipos muestran efectos conjuntos y cada uno guarda asociación con las variables independiente y dependiente de la asociación inicial.

En lo que se refiere a sus términos, **el tipo condicional antecede a la variable independiente; el tipo contingente se halla intercalado entre las variables independiente y dependiente**; sin embargo, el algoritmo anterior sobre la interacción del tabaquismo y asbesto en el cáncer bronquial representa el proceso como un complejo o configuración de factores que actúan juntos y no como una secuencia de factores en una cadena causal. La suposición integrada es que los factores son sinérgicos y actúan a la vez en el organismo, en el mismo punto, en el tiempo y en el mismo sitio, para producir la enfermedad. Debemos señalar que, hasta que los conocimientos no hayan avanzado más, no sabremos si esta interacción representa de hecho el efecto sobre la enfermedad y no de una secuencia de factores.

La interacción estadística, puede entonces dar cabida a cierto número de circunstancias materiales diferentes. En sí mismo, el fenómeno no determina cuál de entre cierto número de modelos causales posibles es correcto, si bien el hecho de que haya interacción permitirá desechar como incorrectos algunos modelos, por ejemplo: en el estudio inglés de prevalencia, el tabaquismo y la edad mostraron interacción en relación con los síntomas bronquíticos. La edad casi no tenía relación con la frecuencia de síntomas en no fumadores, pero en ex fumadores y fumadores la edad guardaba una relación que se hacía más firme con cada aumento del nivel de tabaquismo en forma muy regular. Las distribuciones de la frecuencia de acuerdo con la edad, pueden reflejar la experiencia ambiental cambiante de sucesivos grupos de edad o cohortes de nacimiento, una vulnerabilidad creciente causada por procesos intrínsecos de envejecimiento, o los efectos de experiencias vitales continuas, con una duración o dosis que necesariamente debe ser mayor cuanto más vivan las personas.

Sea cual fuere la patogénesis subyacente a la interacción estadística, el descubrimiento de la interacción valida la inferencia causal al especificar las condiciones en que la causa hipotética contribuye más y menos, al efecto. El reconocimiento de las condiciones, constituye una forma de identificar los grupos de alto riesgo o vulnerables, lo que resulta de gran importancia para definir los objetivos de la prevención.

6.13. VARIABLES COMPONENTES

Las variables componentes, son los componentes separados que se combinan en variables independientes globales. Estas variables independientes globales, pueden construirse deliberadamente o por omisión por falta de precisión. **Un primer uso de las combinaciones deliberadas,** consiste en aumentar la confiabilidad de índices difíciles de medir por medio de un solo índice. **Un segundo uso**, es señalar tipos por la vinculación regular de ciertos atributos especificados. **Más a menudo, en un tercer uso,** las variables globales combinan componentes mal definidos en conceptos inclusivos; estos conceptos son característicos, inevitables e incluso necesarios en las primeras fases de la investigación de un problema.

El análisis de estas variables, especifica en qué medida contribuyen los componentes particulares a la relación original entre la variable independiente global y la variable dependiente, por ejemplo: **la clase social es una variable independiente global que puede definirse combinando índices derivados de la ocupación, educación y lugar de residencia. En combinación, cada índice constituye una variable componente.**

Todos los efectos de la variable componente, no quedan englobados en la variable independiente global que se estudia; algunos efectos de la variable componente pueden estar muy separados de la variable dependiente estudiada; otros efectos de la variable componente afectan a la variable dependiente, pero pueden ser diferentes de los que contribuyen como parte de la variable independiente global. Un ejemplo, **es la ocupación o mejor dicho en castellano el trabajo**, usado como índice de la variable global clase social y en relación con la variable dependiente inteligencia medida. Como componente de la clase social, **el trabajo** influye sobre el IQ. Aparte de su influencia a través de la clase social, **el trabajo** puede influir independientemente sobre el IQ por la realización de ciertas tareas laborales. Por sus efectos potenciales, la variable componente se asemeja, así, a cualquier otra variable controlada. La característica que distingue a la variable componente de otras variables controladas, es su integración, por definición o implicación, a la variable independiente global que se estudia; la variable componente coincide con la variable independiente global y es concomitante a ella. Las variables componentes construidas deliberadamente, se parecen en especial a las variables explicativas y moderadoras.

6.14. TEOREMA DE BAYES

6.14.1. Demostración del teorema de Bayes

La deducción de dicho teorema, viene de los conceptos de probabilidad para eventos condicionados o asociados. Sean C y E dos eventos dependientes o relacionados. Según la ley de la multiplicación para eventos dependientes, en el concepto de probabilidad condicional, se tendrían los siguientes axiomas de probabilidad:

$$P(C\ E) = P(C/E)\ (A3.1) = P(E/C)\ P(C) \tag{A3.2}$$

La ecuación (A3.1) se transformará así:

$$P(C/E) = \frac{P(C\ E)}{P\ (E)} \tag{A3.3}$$

La ecuación (A3.3) consta de un numerador y de un denominador.

En cuanto al numerador de la ecuación (A3.3), según la ley de multiplicación de probabilidades en eventos condicionados, se transformará, de acuerdo con la ecuación (A3.2), que toma ahora el nombre de ecuación (A3.4):

$$P(C\ E) = P\ (E/C)\ P(C) \tag{A3.4}$$

En cuanto al denominador de (A3.3), se traduce así:

$$P\ (E) = P(E/C)\ P(C) + P(E/C\ -)\ P(C\ -) \tag{A3.5}$$

La igualdad de las dos partes de la ecuación (A3.5) se da la manera siguiente, fraccionando los dos componentes de la derecha.

En primer lugar, tomando como base la ecuación (A3.2).

$$P\ (E/C)\ P(C) = P\ (E\ C) \tag{A3.6}$$

En segundo lugar,

$$P\ (E/C\ -)\ P(C\ -) = P\ (E\ C\ -) \tag{A3.7}$$

La suma de los dos componentes derechos de la ecuación (A3.6) y (A3.7) iguala la ecuación (A3.5), siendo:

$$P(E\ C) + P(E\ C\ -) = P(E)\ P(C\ +C\ -\ ) = P(E) * (1) = P(E) \tag{A3.8}$$

Ya que la probabilidad de C y de su complemento C – es igual a 1 (uno); es decir:

$$P(C + C\ -) = 1$$

Con eso, se establece la igualdad de los dos miembros de la ecuación (A3.5), que a su vez es el denominador de la ecuación (A3.3).

Reemplazando el numerador y el denominador de la ecuación (A3.3), respectivamente, por sus valores de las ecuaciones (A3.4) y (A3.5), se tiene la ecuación del Teorema de Bayes, que en término de causa C y efecto E, se estipula:

$$P(C/E) = \frac{P\ (E/C)\ P(\ C\ )}{P(E/C)\ P(\ C\ ) + P(E/C\ -\ )\ P(\ C\ -\ )}$$

Se expresa en otros términos:

P (efecto dada causa)

P (causa)

P (causa dado el efecto) o probabilidad posterior = _____

P (efecto dada causa)

P (causa) + P (efecto dada ausencia causa) P (ausencia causa).

7

VARIABILIDAD EPIDEMIOLÓGICA

Las fuentes de variabilidad epidemiológica se encuentran relacionadas con:

1) El factor riesgo.
2) El efecto.
3) Los factores asociados y de confusión.
4) Las características y atributos de persona, de tiempo y de lugar.

Además de las fuentes de variabilidad biológica, se encuentra la variabilidad debida al error de muestreo y a los aspectos de medición correspondiente al investigador, al sujeto observado y al instrumento de medida.

Con la finalidad de establecer mayor precisión en las variables, es útil:

a) Para presentar categorías de interés epidemiológico.
b) Para determinar con mayor probabilidad la identificación de las relaciones causales.
c) Para aclarar la distribución de frecuencia de las enfermedades, con el objeto de establecer una mejor de planificación de los servicios de salud.
d) Para el conocimiento de la historia natural y social de las enfermedades.
e) Como base para el conocimiento de los factores de riesgo y causas que actúan sobre los grupos susceptibles.

7.1. FACTOR DE RIESGO

Un factor de riesgo o factor de exposición, es algún elemento de naturaleza física, química, orgánica, sicológica o social, o que se encuentra en el genotipo o en el fenotipo, o alguna enfermedad anterior al efecto que se está estudiando, **y que por la variabilidad de su presencia o de su ausencia está relacionada con la enfermedad investigada, o puede ser la causa de su aparición.**

Para determinar la etiología de las enfermedades, es importante poder identificar previamente los criterios para la definición y clasificación de los factores de riesgo que se pueden considerar como responsables, lo mismo que conocer sus fuentes, medir su variación, tener la factibilidad de compararlos en varios sujetos y asegurarse de la validez de su comparación. El diagrama 7.1 representa una línea cronológica en donde **Fr** es la causa del evento y **E** es el efecto.

DIAGRAMA 7.1

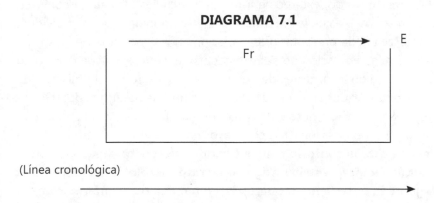

(Línea cronológica)

Cuando Fr es conocido como tal, se llama causa; cuando se sospecha que el evento Fr puede tener alguna relación con el evento E, se llama **factor de riesgo** o también factor de exposición. Cuando el factor de riesgo deja el nivel de sospecha de que se produce el efecto y se comprueba dicho factor pasa entonces a ser causal. Por otra parte se sabe que gran cantidad de enfermedades o efectos no tienen etiología clara o causa conocida. **Esta función de buscar la etiología de las enfermedades por medio de la identificación de factores de riesgo, es una de las principales finalidades de la epidemiología.**

Cabe señalar que, siempre es importante poder determinar el tiempo transcurrido entre la exposición al factor de riesgo y el desarrollo de la enfermedad o efecto, mecanismo llamado de tiempo - respuesta, así también es necesario saber, si la exposición es instantánea, según la unidad de tiempo utilizada, o si por el contrario es prolongada y acumulativa.

Los factores de riesgo, son eventos o fenómenos de cualquier naturaleza a los cuales se expone el individuo en su ambiente cuya consecuencia puede ser la producción de una enfermedad o efecto. Se puede considerar el ambiente del individuo, como compuesto por dos dimensiones, la una externa o social y la otra interna o biológica y sicológica; por lo tanto, se puede hablar de dos tipos de factores de riesgo: factores de riesgo del ambiente externo y factores de riesgo del ambiente interno. **Los factores de riesgo del ambiente externo,** pueden ser considerados como asociados con la enfermedad; por ejemplo, una dieta rica en grasas animales se considera como un factor de riesgo en la enfermedad cardiaca coronaria. **Los factores de riesgo del ambiente interno**, pueden ser considerados como **predictores de una enfermedad;** por ejemplo, individuos con hipertensión arterial pueden ser más susceptibles de contraer la enfermedad cardiaca coronaria. Se trata entonces de establecer la relación de los factores de riesgo, externos e internos, los cuales forman un conjunto de factores responsables de la enfermedad en la comunidad y en el individuo. No obstante, se puede presentar gran variación en la exposición de un grupo a otro en la misma población de determinada área, tanto en calidad como en cantidad. El juego de los factores de riesgo internos y externos, lo mismo que la variabilidad de la exposición, puede explicar el por qué determinados sujetos expuestos a un factor de riesgo desarrollan una enfermedad, mientras que otros con la misma exposición y a veces mayor, no presentan la enfermedad. **Se recomienda evitar la confusión entre factor de riesgo, que es una posible causa o algún factor que se investiga como responsable de la enfermedad y el riesgo de la enfermedad, que es la probabilidad de enfermar en un grupo dado.** El riesgo de enfermedad es, por ejemplo, una **probabilidad de adquirirla, cuando se trata de incidencia o de tenerla cuando se trabaja con prevalencia**; personas expuestas a un factor o a una causa reconocida tienen mayor riesgo o probabilidad de contraer dicha enfermedad que personas carentes de este factor de exposición. **El riesgo, no solamente es de incidencia o de prevalencia, sino la probabilidad de un evento, como complicaciones, mortalidad u otros.**

7.1.1. Indicador de riesgo

Es importante distinguir el concepto de **factor de riesgo** del de **indicador de riesgo: el factor de riesgo es responsable de la producción de una enfermedad, mientras que el indicador de riesgo pone de manifiesto la**

presencia temprana o tardía de la misma. La macha de Koplik, en etapa temprana de sarampión, **es un indicador de riesgo de sarampión,** mientras que **el factor causal, es la exposición** al virus de sarampión en condiciones apropiadas. **El indicador de riesgo, está asociado a la producción de una enfermedad,** como la ictericia está asociada a la presencia de hepatitis, pero no es un factor responsable o causal de la enfermedad. **Cabe señalar que la supresión de un indicador de riesgo no sirve para la eliminación de una enfermedad o efecto, mientras que la eliminación de un factor de riesgo puede ser seguido de una disminución de frecuencia de una enfermedad en un área dada.** En algunos casos, el factor de riesgo del ambiente interno, se confunde con el indicador de riesgo. **La hiperglucemia,** es un indicador de riesgo para la **diabetes mellitus**. El tener una glicemia alta en condiciones normales es indicador de diabetes, pero al rebajar momentáneamente el nivel de glicemia mediante la aplicación de insulina, no cura la diabetes; sin embargo, el control de la hiperglicemia a largo plazo, disminuye las complicaciones de la diabetes, como cataratas y otras neuropatías diabéticas que pueden detenerse o no desarrollarse con un control de la glicemia. **Básicamente la presencia o ausencia del indicador de riesgo no tiene papel en la producción de la enfermedad, sino que indica su presencia, mientras que el factor de riesgo del ambiente interno puede tener papel básico en la relación causal**. La exposición a un factor de riesgo no siempre produce la enfermedad, al igual que la misma enfermedad puede ser producida por otros factores de riesgo distintos a los que se está investigando.

7.2. EFECTO

Aclarar el comportamiento de una enfermedad o del efecto significa la aclaración de los criterios para su definición y la precisión de los métodos para su determinación, su distribución, su clasificación según variables de persona, de tiempo y lugar, su clasificación sistemática, su gravedad y las hipótesis que explican su distribución y su etiología. En otros términos, es plantear la epidemiología descriptiva de la enfermedad.

Es importante conocer la evolución de una enfermedad, sus etapas subclínicas, clínicas y las complicaciones a que pueden llegar en el caso de no presentar un tratamiento oportuno. Esta evolución hipotética de una enfermedad sin presentar tratamiento o en aquellas enfermedades en donde no existe dicho tratamiento, es la **historia natural de la enfermedad;** sin embargo, la enfermedad es fruto de una integración del individuo con el medio ambiente y con las circunstancias sociales que lo rodean. Las malas condiciones sanitarias, la contaminación atmosférica del agua y de otros materiales, la falta de servicios médicos y hospitalarios, la educación sanitaria, son parte de un proceso que constituye la **historia social de una enfermedad**. La enfermedad, tiene una frecuencia que puede variar según las condiciones geográficas y climáticas y otros factores ambientales. Es importante tener en cuenta la distribución de frecuencia de una enfermedad tanto su incidencia, como su prevalencia, valorar el impacto que causa en una comunidad y tomar las medidas de acción necesarias. Igualmente es importante observar las diferentes respuestas del efecto al estímulo del o de los factores de riesgo por circunstancias individuales, inmunológicas o genéticas del sujeto.

7.3. TIPOS DE ASOCIACIÓN ENTRE VARIABLES EN EPIDEMIOLOGÍA

Al analizar los vínculos entre observaciones, la distinción postrera que el epidemiólogo busca es entre relaciones causales y no causales; para este análisis se necesitan criterios con los cuales sea posible reconocer el tipo de relación observada. **Se puede comenzar con el caso más simple: dos variables, X e Y, son descubiertas en asociación más a menudo de lo que podría preverse por azar. Hacemos una pregunta simple: ¿causa X a Y? dos propiedades definitivas caracterizan la relación causal: la dirección y el orden en el tiempo;** estas propiedades no son evidentes por sí mismas. A continuación, comentaremos varios criterios que ayudan a una mejor comprensión.

En términos pragmáticos, una característica de la causa es que tiene un efecto que produce algo. Muchos saben pero hacen caso omiso del hecho de que la mera conjunción de dos variables no basta para permitirnos decir que **X causó Y**. Es sujeto de controversia cuál viene primero y causa el otro. Con base en la sola asociación estadística, no se puede deducir la secuencia de los sucesos ni la dirección de la relación entre ellos. La asociación estadística en sí misma, es neutra en lo referente a la dirección. **El lenguaje neutro**, pertenece a las **matemáticas** antes que a la epidemiología. **En matemáticas, una ecuación puede ser un fin en sí misma; en epidemiología, una asociación es el principio de la búsqueda de las causas.**

La ecuación simétrica puede ser útil en epidemiología, por ejemplo: **la prevalencia puede expresarse en términos de incidencia y duración en una ecuación simple, Pt = f (ID): la prevalencia de una manifestación (P: la razón del número que existe en un punto del tiempo [t] y la población definida en ese momento) es función (f) del producto de dos elementos,**

la incidencia de la manifestación (I: tasa a la cual ocurre en una población definida durante un lapso determinado) y su duración (D). Si se conocen dos de estos elementos puede derivarse el tercero. Esta ecuación se ha usado para corregir la opinión, en un tiempo dominante, de que las alteraciones como la psiconeurosis, la psicopatía, la esquizofrenia y la toxicomanía eran padecimientos permanentes. En cada una de estas alteraciones, la prevalencia e incidencia alcanzan su cima en adultos jóvenes y disminuyen con la edad. Si estas alteraciones duraran toda la vida, la prevalencia no podría disminuir (dadas una incidencia y una tasa de mortalidad estables en el tiempo). La ecuación también esclarece cambios ocurridos con el tiempo en la naturaleza y causas de las alteraciones de la salud y en los cuidados que requieren.

Los epidemiólogos que andan en busca de causas, quieren hacer planteamientos asimétricos que tengan dirección; procuran demostrar que una variable independiente **X** causa cambios en la variable dependiente **Y** y no a la inversa: la afirmación de que la contaminación atmosférica causa enfermedades respiratorias indica también, que la relación tiene una sola dirección que va de la causa al efecto.

Una segunda condición definitiva de las relaciones de causa y efecto, es la secuencia de las variables en el tiempo: **la variable causal debe preceder a sus efectos.** La demostración de la secuencia en el tiempo, no basta en sí misma para probar la causalidad. Una variable puede preceder a otra en el tiempo con una regularidad absoluta, pero es causal sólo si produce un efecto y la relación es asimétrica: **la noche sigue al día y sus duraciones varían en proporción inversa, pero el día sigue a la noche y ninguno causa el otro; su relación es simétrica.**

7.3.1. Relaciones simétricas

Interdependencia funcional. En esta relación, una variable no puede existir sin la otra. Son ejemplos F = MA, Pt = f (ID) y la relación entre el día y la noche.

Complejo común. Muchas variables suelen ocurrir juntas sin que sean interdependientes o necesarias una para la otra, un ejemplo de complejo común sería la combinación en la cultura de la pobreza de mala nutrición, hacinamiento, salarios bajos y orientación hacia el presente; o la combinación de contaminación atmosférica con hacinamiento, viviendas deficientes y el uso de carbón como combustible doméstico.

Indicadores alternativos de la misma entidad. Toda manifestación diferente al punto o línea recta tiene muchos aspectos y un conjunto de propiedades y relaciones que sirven más o menos como indicadores de su existencia. Los indicadores alternativos a menudo son aprovechados en las estrategias de investigación en epidemiología; por ejemplo, la exposición a una enfermedad infecciosa, como la rubéola, puede suponerse por los anticuerpos en el suero y por los antecedentes de la enfermedad.

Efectos de una causa común. Cuando una causa origina varios efectos, estos efectos por necesidad se descubren en asociación unos con otros. En el análisis causal, este tipo de relación simétrica es de gran interés, **por ejemplo: el bajo peso al nacer en los ghettos de ciudades estadounidenses, está regularmente asociado con el hecho de que la madre carece de cuidados prenatales. Esta relación se explica, en parte, porque el parto prematuro origina un peso al nacer bajo y por la imposibilidad de que las madres asistan a clínicas de cuidados prenatales en fase tardía de la gestación. El parto prematuro impide que la asistencia tardía se registre e ingrese a las estadísticas de las clínicas prenatales en la fase tardía del embarazo.**

7.3.2. Relaciones asimétricas

Cuando hay una conexión asimétrica entre las variables, puede decirse que una determina a la otra. No todo mundo llamaría causa a todas las formas de determinación, pero para el propósito de este análisis, las palabras son sinónimas; así, algunos de los tipos de relación asimétrica pueden describirse como sigue:

A. **Estímulo/respuesta,** la exposición a un estímulo, agente o experiencia, produce una respuesta o reacción del huésped. Casi todo mundo aceptaría como causa y efecto este tipo de relación asimétrica.

B. **Características del huésped: 1. Atributos:** un atributo persistente en las personas puede originar una forma particular de reacción o una predisposición a esa forma. **En epidemiología, los atributos usados a menudo como variables independientes, son el sexo, la raza y la edad.** Pueden considerarse como determinantes cuando originan un riesgo mayor que el promedio de alguna manifestación. **2. Predisposiciones:** la predisposición precede y conforma una reacción particular del hospedero. En personas o poblaciones, puede haber un potencial latente para responder en cierta forma, es decir, una predisposición que puede activarse en circunstancias apropiadas. Son ejemplos de predisposiciones las alergias. La predisposición puede concebirse como una variable dependiente, una manifestación que está latente. El concepto usado varía según la pregunta que haga el investigador.

C. **Condiciones previas:** en algunos casos obvios no podría haber resultado sin ciertas condiciones previas; por ejemplo, los automóviles son necesarios para los accidentes automovilísticos; el sexo masculino es necesario para sufrir enfermedades prostáticas.

D. **Inmanencia y herencia:** estos estados implican que el resultado está integrado a la naturaleza general de la situación, población u organismo. Las facultades de caminar erecto, hablar y reproducirse son inmanentes al feto humano y surgen con el desarrollo. En el organismo vivo, claro está, mucho de lo que es inmanente es también hereditario y genético.

7.3.3. Relaciones recíprocas

Las relaciones recíprocas muestran una asimetría alternante. El primer factor influye sobre el segundo, que a su vez influye sobre el primero en un ciclo alternante. La acción es seguida por la reacción, que influye de nuevo sobre la situación por medio de la retroalimentación. En fisiología, los mecanismos homeostáticos son ejemplos de esta alternancia y la interacción recíproca es característica de las relaciones psicológicas y sociales.

7.3.4. Relaciones e inferencia lógica, Canones de Mill

El meollo de la epidemiología, es el interés en demostrar causas y efectos en lo referente a alteraciones de la salud. De este modo, al describir varios tipos de asociación, hemos hecho una distinción crucial entre relaciones asimétricas causales y simétricas no causales. Sin embargo, la tarea de clasificar las asociaciones, no constituye más que el primer paso para hacer esta distinción entre las asociaciones observadas. El desorden confuso del mundo real no se ajusta a ninguna teoría obvia o diseño. Los epidemiólogos llegan a sus respuestas infiriendo a partir de los hechos que conocen y de los hechos puestos de manifiesto en sus estudios. Los filósofos empíricos han interpuesto una objeción espinosa al procedimiento. Inferir la causa a partir de los resultados de la investigación más sólida, es sólo representar la realidad y hacer de ella un modelo idealizado. Los empiristas argumentan, en primer lugar, que la demostración perfecta de una causa exige duplicabilidad y previsibilidad. Ocurren cambios a medida que pasa el tiempo, por lo que ningún suceso puede nunca repetirse exactamente. En cierta medida, toda réplica constituye una aproximación, añaden que el conocimiento se basa en la experiencia y se obtiene a través de los sentidos: **el conocimiento es subjetivo y no objetivo.** Las brechas entre las propiedades reales del mundo material, por una parte, y las medidas creadas para representar estas propiedades, por la otra, se llenan de suposiciones subjetivas. El problema se torna obvio cuando la naturaleza de la función cardiaca se abstrae del trazo eléctrico variable de los impulsos cardiacos que se interpretan con la vista o de la sombra que el corazón proyecta en la radiografía.

Como la salud pública y la medicina en general, la epidemiología es una disciplina orientada hacia la acción. La orientación hacia la acción, resulta de la responsabilidad asignada al profesional de la salud de aminorar el sufrimiento que provocan las enfermedades. La incertidumbre puede socavar la voluntad de actuar. La principal adaptación filosófica de los epidemiólogos ha sido aceptar el materialismo y el determinismo pragmático. Los epidemiólogos tienden a creer que una cosa causa otra y así debe ser para que emprendan o propongan acciones. No dudan que hay un mundo material en el que opera la causalidad. Permiten las dudas empíricas en torno a la calidad de las pruebas y los modelos construidos para reflejar la realidad, pero no en torno a la existencia del mundo real. **Como dijo Friedrich Engels en Anti-Duhring:** *la materia no es producto de la mente, sino la mente de la materia.*

La respuesta pragmática a los empiristas es aceptar el hecho de que el conocimiento se basa en la inferencia y modelos teóricos de la realidad, que el mejor de estos modelos representa una versión particular de la verdad y que los resultados deben ser el interés primordial. **William James,** definió el hecho como algo que crea una diferencia. En otras palabras, las teorías deben ponerse a prueba según el resultado observable de su aplicación. Las deficiencias en la calidad y validez de la observación y medición no falsean por necesidad la teoría ni invalidan las pruebas que muestran que una teoría es falsa. Antes bien, tratamos de medir el error potencial y tomarlo en cuenta.

En el siglo XIX, John Stuart Mill, creó estrategias lógicas de las cuales pudiera inferirse la existencia de relaciones causales. De cierto número de reglas, cuatro tienen aplicación especial. **Mill, llamó a estas reglas los métodos de concordancia, diferencia, variación concomitante y residuos.**

En el **método de la diferencia,** las situaciones comparadas son iguales en todas sus variables excepto en una. Así sucede en el experimento clásico. El investigador crea situaciones y luego hace que difieran sólo en un factor. Una aproximación muy semejante en salud pública sería un experimento de campo para estudiar la eficacia de una vacuna; una aproximación clínica sería la prueba de un medicamento. **En el método de la concordancia,** las situaciones comparadas tienen sólo una circunstancia en común, por ejemplo: **en 36 estudios diferentes del tabaquismo como causa de cáncer pulmonar, variaron las poblaciones estudiadas, el diseño de las investigaciones y los métodos, pero la asociación apareció en todos, excepto en uno, a pesar de las variaciones en los estudios.**

En el **método de la variación concomitante,** los factores estudiados varían sistemáticamente uno en función del otro; el efecto supuesto varía en una dirección siempre que se descubre que la causa hipotética varía. **Un ejemplo característico, sería la relación entre dosis y efecto: cuanto mayor es la dosis de digitalina, más frecuentes son las anomalías del ritmo cardiaco; cuanto mayor es la cantidad de humo de cigarrillo que se inhala, mayor es la frecuencia de cáncer pulmonar; cuanto mayor es la dosis de radiación, mayor es la frecuencia de leucemia.**

En el **método de los residuos,** los factores causales conocidos, se eliminan del sistema y del cálculo para aislar y medir la contribución de los factores restantes. La eliminación de la variación debida a causas conocidas, deja un residuo que necesariamente obedece a otras causas. En el cáncer escamoso del pulmón, el tabaquismo da cuenta, por así decir, del 90% de los casos. Otras causas deben explicar el 10% restante. La investigación de la posible contribución de la contaminación atmosférica a las enfermedades respiratorias crónicas, ilustra un método adecuado para explicar el residuo por medio del diseño del estudio. El tabaquismo constituye un importante factor en las enfermedades respiratorias. Así, de una muestra aleatoria de población adulta urbana, se identificaron los no fumadores, y la frecuencia de sus alteraciones respiratorias fue posteriormente relacionada con sus antecedentes de exposición a diferentes medios urbanos.

Siguiendo la lógica de Mill, podemos estudiar y eliminar eficazmente muchas causas hipotéticas, de hecho, estas formas de argumento e inferencia, constituyen el fundamento de las hipótesis epidemiológicas. No obstante, en última instancia, la lógica no prueba las inferencias causales que se hacen. **El motivo es que, aún el más poderoso de los métodos de Mill requerirá suposiciones simplificadoras sobre las cuales no podemos llegar a la certeza: Mill requiere que las situaciones tengan todas las circunstancias en común salvo una o sólo una circunstancia en común.** No hay forma de saber si todos los factores relevantes, que podrían influir sobre la manifestación estudiada, han sido localizados y tomados en cuenta.

Si el epidemiólogo quiere seguir la vía del determinismo para encontrar los motivos para actuar, debe enfrentar estas otras causas de incertidumbre. El diseño de la investigación y la lógica de la inferencia causal proporcionan los medios para hacerlo. El problema no es el mismo que el planteado por los filósofos empíricos sobre la calidad y significado de las pruebas. La incertidumbre sobre las causas exactas de los efectos observados se origina de la interrelación compleja de todos los niveles de organización en los sistemas ecológicos del mundo real. **La complejidad causal es un problema en todas las ciencias**, de hecho, la mayor parte de los filósofos de la ciencia se vuelven hacia las ciencias físicas para tomar ejemplos. Sin embargo, el científico físico tiene que enfrentar una variación mucho menor en los fenómenos que estudia que el biólogo o el científico social. La cima del logro del científico físico es el enunciado de leyes universales. Sin embargo, por arriba del nivel molecular más simple en ciencias biológicas, la variación y plasticidad de las manifestaciones son tan considerables que las leyes universales tienden a reducirse a observaciones algo banales sobre sucesos cotidianos como la concepción, el nacimiento y la muerte.

Las estrategias disponibles para ocuparse de la variabilidad de los **fenómenos biológicos y sociales** en las poblaciones y de la incertidumbre de las inferencias causales sobre estos fenómenos, pueden dividirse en **cinco grandes categorías: en primer lugar**, simplificar las condiciones de observación al aislar y controlar un segmento de la realidad; en **segundo término**, someter los modelos causales a estudios para detectar causas de variación extrañas al modelo o que son irrelevantes; **en tercer lugar,** poner a prueba las asociaciones observadas al ampliar sus relaciones durante el análisis; **cuarto**, usar las nociones de probabilidad para estimar la importancia que se debe dar a la concurrencia de las variables en los casos observados, y en **quinto término**, juzgar los datos acumulados con base en cierto número de criterios definidos. Estas estrategias requieren las habilidades y arte particulares del epidemiólogo. Para aplicar las estrategias, se debe contar con importantes conocimientos sobre las enfermedades estudiadas, seguir los principios generales de los estudios de poblaciones y usar el ingenio para aprovechar las situaciones disponibles

7.4. APLICACIÓN DE NOCIONES DE PROBABILIDAD

Una cuarta estrategia epidemiológica, que fortalece la inferencia causal es la estadística; se utilizan métodos estadísticos para hacer inferencias cuantitativas sobre la variación inexplicada y explicada en la variable dependiente.

Hemos afirmado que, aparte de las condiciones aisladas para estudio, siempre existen en el mundo variables no controladas; así pues, queda en la variable dependiente una variación que no puede ser explicada por las variables independientes conocidas y especificadas. El punto de vista determinista atribuye esta variación inexplicada a factores que quedan por dilucidar. Otro punto de vista atribuye la variación inexplicada al azar. En uno y otro caso, el residuo inexplicado se trata durante el análisis al introducir la noción de probabilidad.

El método estadístico, permite al epidemiólogo manejar la variación inexplicada al estimar la probabilidad de los sucesos al azar. El procedimiento básico, asigna al azar la variación de la variable dependiente que se debe a causas extrañas pero de fuente desconocida. Puede entonces determinarse si los valores observados se apartan de los valores esperados a un grado que incide dentro o fuera de estos límites establecidos para sucesos al azar. Por tanto, puede calcularse la frecuencia probable con que un grado observado de asociación entre las variables independiente y dependiente puede adjudicarse al azar. Con base en este cálculo, en una muestra de cierto tamaño, puede señalarse la significancia estadística de un resultado[7].

El método estadístico, también permite al epidemiólogo, manejar la variación que puede explicarse y que por definición no se debe al azar. Esto se hace al estimar el poder del diseño de una investigación. Usando estos procedimientos podemos valorar los resultados de la investigación o diseñar un proyecto de investigación. Con base al cálculo de las probabilidades de un suceso al azar, somos capaces de derivar las condiciones cuantitativas que deben cumplirse para aceptar como mejor que por azar el resultado de la prueba de una hipótesis y con base en el cálculo del poder, podemos derivar las condiciones cuantitativas en las cuales es de preverse que la prueba de una hipótesis revele un resultado positivo si el resultado de hecho existe. De estos cálculos se deriva el tamaño de las muestras necesarias.

---

[7]   En las pruebas de significancia y los procedimientos formales afines de prueba de la hipótesis, entran en juego suposiciones que a menudo no se cumplen en la investigación epidemiológica. Varios autores han dudado que sea legítimo usar estos procedimientos en estudios observacionales o incluso experimentales (H: C: Selvin, 1957; H. C. Selvin y A. STUART, 1966; F. J. Anscombe, 1963). Pocos epidemiólogos y bioestadísticos, interesados como a menudo están en los juicios sobre las relaciones causales y los resultados de intervenciones que afectan la salud y la vida, están dispuestos a pasarse completamente por alto estos procedimientos (R. McGinnis, 1958; S. J. Cutler, S. W. Greenhouse, J. Cornfield y M. A. Schneiderman, 1966; R. F. Winch y D. T. Campbell, 1969).

Aparte de estos cálculos de las probabilidades, la estadística también nos permite estimar en qué medida la variación de la variable dependiente puede ser explicada por una variable independiente en particular, ya sea aislada o considerada junto con un conjunto de otras variables independientes. Esto se hace de manera eficaz mediante las **técnicas de regresión múltiple**; por otro lado, los cálculos del grado de **varianza**, de la que dan cuenta las variables independientes, nos ayudan a juzgar cuál es la causa al señalar la fuerza de la asociación; además, con la técnica de **coeficiente de regresión**, podemos estimar el grado de cambio que ocurre en la variable dependiente por cada cambio unitario en la variable independiente.

Otro uso del método estadístico en epidemiología, nos permite cuantificar y poner a prueba los modelos causales. El ajuste de los valores esperados con base en el modelo en condiciones diferentes, se compara con los valores observados. Cuando el ajuste no es exacto, se hacen suposiciones sobre la dirección de las relaciones entre secuencias vinculadas y configuraciones de variables. Estas suposiciones permiten al analista construir otros modelos (en forma de algoritmos) sobre las relaciones causales que tal vez existan entre el conjunto de variables que él incluye en el sistema finito estudiado, en esta forma, se determinan los valores observados de cada variable; entonces pueden expresarse en términos cuantitativos el origen y el grado de varianza, con base en las suposiciones del modelo.

Estos modelos complejos requieren que el analista sea cauto. Introducen suposiciones sobre las formas de las distribuciones, confiabilidad de la medición y dirección de los efectos, además de la dirección de las asociaciones entre las variables. Otras suposiciones abarcan todas las que se hacen durante el análisis de regresión, más aún, ningún modelo basado en datos transversales reunidos en un punto del tiempo, puede en sí mismo decidir la cuestión del orden en el tiempo de las variables asociadas. Cuando se dispone de datos longitudinales basados en observaciones repetidas de los mismos fenómenos y en las mismas personas, otros métodos similares en principio, proporcionan bases más firmes, para inferir que el cambio en la variable independiente ha producido un cambio en la variable dependiente.

La probabilidad y la estadística, al dar valores numéricos a los procedimientos y suposiciones, apoyan las estrategias simplificantes y de desarrollo que fortalecen la inferencia causal; por consiguiente, puede manejarse la variación al azar; pueden especificarse las condiciones en las cuales la hipótesis se acepta o rechaza; puede cuantificarse la fuerza de las asociaciones y puede calcularse la contribución a la variación de cada variable conocida.

7.5. CRITERIOS DE JUICIO

La quinta y última estrategia a disposición del epidemiólogo para hacer inferencias sobre la causa, se fundamenta en su juicio subjetivo. Se llega a estas decisiones al ponderar las pruebas disponibles. Cabe aclarar que no hay reglas absolutas, razón por la que, los diferentes investigadores, a menudo llegan a conclusiones contradictorias. Además, se debe estar consciente de que hay un sesgo hacia el escepticismo en la mayor parte de las estrategias bosquejadas hasta ahora. Las estrategias, tienen por objeto evitar los falsos positivos, inferencias que hacen creíble la causalidad cuando de hecho no existe. Una excepción es la prueba del poder estadístico para asegurar que el tamaño de la muestra usado, tiene probabilidades razonables de revelar una asociación que en efecto existe a cierto nivel del efecto en la variable dependiente. Otra es la elaboración analítica que revela condiciones o asociaciones suprimidas y deformadas.

Cierto número de criterios auxilian sobre la importancia causal de las relaciones cuando se descubre que son estadísticamente significativas; desde luego, se deben examinar a fondo todos los métodos vigentes para el análisis de los datos. The Report of the Advisory Committee to the Surgeon General, ha publicado un marco de referencia, sobre el tema, en esencia se tratará de **cinco criterios separados para juzgar las relaciones causales:**

1) Secuencia cronológica de las variables.
2) Consistencia de las asociaciones durante su repetición.
3) Fuerza de la asociación.
4) Especificidad de la asociación.
5) Explicación coherente.

7.5.1. Secuencia cronológica

Deben conocerse las relaciones temporales entre las variables asociadas para poder demostrar que una variable es la causa de otra; más aún, en la elaboración de la asociación entre dos variables al añadir una tercera, la inferencia que debe hacerse, difiere según el orden preciso en el tiempo de la variable añadida.

Puede ser más o menos difícil el obtener los datos sobre las secuencias cronológicas que se necesitan para clasificar las variables. La secuencia a menudo es manifiesta en el caso de una enfermedad aguda causada por un agente específico. Cuando hay un efecto obvio de breve duración que coincide con un **cambio ambiental agudo**, como el aumento de las **muertes en Londres durante la niebla de 1952,** desaparecen las dudas sobre el orden en el tiempo y puede inferirse con firmeza, que el cambio ambiental causó el efecto. Las relaciones temporales son más difíciles de demostrar en trastornos crónicos y en especial, en trastornos de inicio engañoso. En estos casos, puede auxiliar al análisis un estado adjudicado o una característica determinada. Un atributo que puede cambiar con el tiempo, como el estado civil, puede hacer incierta la interpretación de qué variable es antecedente y causa, y cuál es subsecuente y efecto. La asociación entre las alteraciones mentales y el ser divorciado, es uno de muchos ejemplos en los que la precedencia es difícil de determinar.

La posibilidad de predisposición agrava todavía más los problemas analíticos de conocer la secuencia en el tiempo. Cuando el inicio de un padecimiento se halla precedido en el tiempo por la tendencia a este padecimiento, toma la forma de un suceso aislado en un proceso. La predisposición, vista como una manifestación latente de la variable dependiente, debe provocar duda de la precedencia en el tiempo de supuestas variables causales e independientes. Estas dudas florecen en padecimientos de inicio engañoso, como la esquizofrenia, pero existen aún en enfermedades agudas con un inicio claramente definido y un agente obvio. El suicidio es un suceso agudo y el agente por lo regular es obvio. No obstante, la predisposición al suicidio, puede preceder por mucho al acto. La existencia de predisposición está sugerida por el alto riesgo de suicidio realizado en personas que anteriormente habían intentado suicidarse.

La eficacia de los diseños de las investigaciones para demostrar la secuencia cronológica, varía notablemente. En estudios experimentales con asignación al azar, difícilmente entra en juego. **En experimentos que no se hacen al azar y en estudios observacionales de cohortes, es en cierta medida, más importante la demostración de la secuencia temporal. En los estudios de casos y controles, la secuencia temporal presenta dificultades mayores.** Cuando el antecedente de la experiencia que sirva de variable independiente y la observación de los efectos que sirve de variable dependiente, deben ser obtenidos en forma retrospectiva, tal vez no pueda conocerse con certeza la precedencia de atributos que pueden cambiar con el tiempo.

Muchos estudios epidemiológicos se fundamentan por necesidad en mediciones de la frecuencia de ciertos fenómenos en poblaciones: las tasas básicas son la incidencia y la prevalencia; otras tasas en general, se derivan de éstas. Las tasas derivadas de cada tipo de medición, difieren en la cantidad de información que proporcionan sobre la secuencia en el tiempo de variables que se descubren asociadas.

La incidencia, expresa la frecuencia con que los padecimientos se originan durante un lapso definido y de corta duración; así, la búsqueda de las causas de las tendencias y las distribuciones de las alteraciones de la salud, se realiza mejor por medio de estudios de incidencia. La tasa se fundamenta en el inicio del episodio, por ejemplo, en los estudios de cohorte, las circunstancias que existen al inicio o antes, pueden relacionarse con el padecimiento.

La prevalencia, es la cantidad del padecimiento que existe en una población en un momento particular, independiente del momento de inicio. **La prevalencia es menos útil que la incidencia en la búsqueda de las causas de un padecimiento; la prevalencia produce una imagen transversal de la población y sus atributos en un punto del tiempo.** Como en los estudios de casos y controles, las variables independiente y dependiente, han surgido en algún periodo anterior al momento de la observación. Así pues, el estudio de la prevalencia, rara vez puede demostrar con precisión o certeza, las circunstancia en que se originan padecimientos de larga y variable duración. La información necesaria debe provenir de expedientes inciertamente completos o del informe del encuestado.

Si bien, los estudios de prevalencia tienen la ventaja de que los investigadores pueden salir a descubrir y numerar las enfermedades que existen en muestras representativas de poblaciones definidas, esta imagen transversal de las alteraciones de la salud en sí misma, plantea el problema de la representatividad.

La muestra de enfermedades prevalentes en un punto del tiempo, no es una muestra no sesgada de todas las enfermedades que experimenta la población definida. Podría pasarse completamente por alto una epidemia de influenza, al igual que anomalías congénitas que causan muertes fetales y perinatales, en tanto que los padecimientos de larga duración, tienen buenas probabilidades de aparecer en el censo. Por ejemplo, en el retraso mental grave no hay recuperación y la duración es sinónima de sobrevida. De este modo, algunos individuos que contribuirán a la incidencia, no viven lo suficiente para formar parte de la cuenta de la prevalencia; los longevos abultan y sesgan el número de habitantes retrasados que contribuyen a la prevalencia. **Por ende, la prevalencia e incidencia no son términos sinónimos para medir la frecuencia**. Aumenta su desigualdad cuando la duración varía mucho y cuando hay cambios con el paso del tiempo; por ejemplo, cuando la sobrevida en padecimientos mortales, aumenta mucho por adelantos terapéuticos.

La prevalencia durante la sobrevida es un índice aún menos satisfactorio que la prevalencia ordinaria para demostrar la precedencia en el tiempo de variables asociadas. Para esta medición debe conseguirse información sobre el pasado y presente, en lo que se refiere a las variables dependiente e independiente. Esta prevalencia, usada como medida en uno de los principales estudios sobre las correspondencias sociales de las alteraciones mentales, por fuerza dejó sin respuesta algunas interrogantes de central importancia sobre el orden cronológico. **La prevalencia durante la sobrevida**, puede aprovecharse mejor para conocer el orden cronológico de las asociaciones en estudios genéticos. Otro uso de **esta prevalencia**, cuando no se consiguen datos mejores, consiste en derivar una incidencia aproximada de un padecimiento con base en antecedentes de la edad de inicio en los sobrevivientes; este cálculo de la incidencia, puede relacionarse con los atributos de los individuos afectados al momento del inicio.

7.5.2. Consistencia y repetición

Se podría argumentar, que el hecho de que exista una relación, implica consistencia; no obstante, si no existe cierto grado de regularidad en el orden entre las variables no hay relación. El epidemiólogo, no cuenta con las oportunidades de una repetición exacta, mediante la cual el científico físico, demuestra la consistencia. En epidemiología, en sentido práctico, la variación en las condiciones de estudio, es una constante. Un substituto de la repetición exacta, es la **consistencia de un hallazgo**, durante pruebas sucesivas. El criterio de consistencia se fundamenta en repeticiones de los resultados en muchos estudios; la firmeza del argumento se basa en el hecho de que, métodos diversos producen resultados similares. **John Snow, acumuló pruebas de que la causa del cólera era un agente vivo, invisible y transmitido por el agua, gracias a la consistencia de pruebas repetidas de su hipótesis. Este criterio es muy semejante al método de la concordancia de J. S. Mill: todas las situaciones son diferentes, pero tienen una circunstancia o relación en común.** Así, 28 de los 29 estudios de casos y controles y los siete estudios de cohorte tratados en **Smoking and Health,** descubrieron que había asociación entre el tabaquismo y el cáncer pulmonar y riesgos relativos semejantes.

7.5.3. Fuerza de la asociación

La fuerza de la asociación, es el grado de asociación estrecha que se presenta entre los fenómenos, es casi un cliché estadístico, por lo que no debe confundirse la fuerza de la asociación y su significancia estadística. Así, **la asociación puede ser débil, pero muy significativa**.

Los efectos de diferentes tipos de variables adicionales, consideradas junto con su secuencia en el tiempo, son evidentemente importantes para la inferencia causal. **Cuanto más firme es la asociación, más probable es que sea causal.** En la asociación entre el tabaquismo por cigarrillos y el cáncer pulmonar, cualquier variable de confusión tendría que existir nueve veces más a menudo en todos los fumadores que en no fumadores y 20 veces más en grandes fumadores. Las variables de confusión rara vez dan cuenta de una diferencia tan considerable.

El riesgo relativo, es la **razón** entre la incidencia de un padecimiento en los sujetos expuestos al factor de riesgo y la incidencia en los no expuestos; **constituye una medida valiosa de la fuerza de la asociación. El riesgo atribuible**, indica la incidencia absoluta de una **alteración de la salud** que puede atribuirse al factor causal. La medida se deriva al restar la incidencia del padecimiento en personas no expuestas al factor causal menos la incidencia en personas que fueron expuestas. **La utilidad del riesgo atribuible para evaluar la fuerza de la asociación, se reduce por el hecho de que no mide sólo lo estrecho de la asociación; su magnitud depende también del número de afectados por el padecimiento.**

Otro método para estimar la **fuerza de la asociación**, estriba en calcular un **coeficiente de correlación o un coeficiente de regresión. El coeficiente de correlación,** indica el grado al cual varía la variable independiente con la variable dependiente. El **coeficiente de regresión**, expresa el cambio promedio esperado en la variable dependiente por cada cambio unitario en el valor de la variable independiente. **El análisis de regresión múltiple,** indica en qué medida la variación que muestra la variable dependiente puede explicarse por una variable o un subconjunto de variables; en qué medida esa variación puede explicarse por muchas variables independientes juntas; y por último, en qué medida la variación de la variable dependiente puede explicarse por una sola variable o un subconjunto de variables, cuando otras variables independientes permanecen constantes.

7.5.4. Especificidad de la relación

Por medio del término especificidad, describimos la precisión con que la aparición de una variable permite prever la aparición de otra. Lo ideal es una relación unívoca, donde la causa es necesaria y suficiente. Cuanto más se ajuste la relación a estas condiciones, más específica será. **La especificidad, es completa cuando una manifestación sigue a una sola causa.** La especificidad aumenta por medio del diseño al simplificar las condiciones de observación en torno a las variables de interés y, por medio del análisis, al refinar o elaborar una asociación observada. **El informe Smoking and Health,** comenzó con un análisis del tabaquismo con relación a la mortalidad; este análisis demostró que el riesgo de muerte por todas las causas crecía en fumadores; se observó que la especificidad se incrementaba al refinar la variable dependiente; el tabaquismo guardaba relación con las muertes debidas a causas particulares, que eran subvariables de la tasa global de mortalidad. Se logró una especificidad aún mayor cuando las causas generales de muerte, como cáncer, se desglosaban en sub - categorías por situaciones específicas; por ejemplo, cáncer pulmonar o en términos aún más específicos, epitelioma escamoso del bronquio.

En este análisis, la variable independiente fue refinada al dividir a los fumadores en tres grupos según su modo de fumar, esto es: cigarrillos, puros y pipas. La variable independiente, se refinó todavía más al clasificar a los fumadores según la cantidad y continuidad del tabaquismo; de esta forma, se señalaron en especial los cigarrillos como factor causal específico. La factibilidad de una asociación causal se realzó aún más por el hallazgo de que el riesgo en exfumadores era menor que en fumadores.

Desde otra perspectiva, todas las variables añadidas contribuyen a la especificidad de la asociación: controlan la confusión y hacen que dejen de considerarse componentes irrelevantes. Por medio de la investigación detallada de variables independientes afines, puede hacerse más específica una relación empírica muy débil entre el factor causal y la manifestación de la enfermedad. El buen diseño y la persistencia en la investigación, además de los procedimientos analíticos (conservación de constantes en tablas de contingencia, estandarización y regresión múltiple) le permiten al investigador descubrir la contribución peculiar y específica de una variable causal hipotética a la variación en la variable dependiente.

7.5.5. Explicación coherente

Un último criterio con el que podemos juzgar la **asociación causal**, es **su coherencia**, como explicación, con relación a otros hechos conocidos sobre la enfermedad y sobre el factor causal estudiado. La coherencia apoya las inferencias y teorías previas, pero la incoherencia genera nuevas teorías. En el caso de los estudios del cáncer pulmonar, la incoherencia de los hechos dio pie a ataques en contra de la hipótesis de que el tabaquismo era causal. Una inconsistencia fue el hallazgo temprano de **Doll y Hill,** de que en los que fumaban, la inhalación no incrementaba el riesgo de cáncer pulmonar. La expectativa razonable sería que el riesgo de cáncer pulmonar aumentara en los fumadores, pues la inhalación pondría en contacto más estrecho el carcinógeno supuesto con los tejidos blanco. Había varias explicaciones posibles de la inconsistencia, incluyendo el hecho de que los antecedentes de la inhalación en fumadores son subjetivos y están mal definidos. Ha habido otras inconsistencias en los estudios del tabaquismo y cáncer pulmonar, pero quedan en su mayor parte anuladas por la coherencia de los hallazgos en otros sentidos. Además de otros hallazgos coherentes, la relación entre el tabaquismo y el cáncer pulmonar es congruente con la histopatología de la enfermedad. El tabaquismo guarda relación con cambios escamosos en el epitelio de los bronquios y con el tipo escamoso de trastorno maligno. Este tipo de cambio patológico es el que suele descubrirse en la lesión recurrente del tejido epitelial. No se ha descubierto que otros tipos de cáncer pulmonar, como el adenocarcinoma, se asocien con el tabaquismo. Así pues, se descubrió que la atribución del cáncer pulmonar al tabaquismo en estudios de la exposición de los individuos al tabaco era congruente con el aumento de la mortalidad y el correspondiente aumento en el consumo de tabaco; con la mayor mortalidad varonil y correspondiente mayor consumo de tabaco en varones de cada cohorte; con las diferencias de mortalidad urbana/rural; con las diferencias socioeconómicas en la mortalidad; con la histopatología de la enfermedad y con la relación lineal entre el grado de tabaquismo y el cáncer pulmonar.

7.5.5.1. Coherencia y linealidad

Las relaciones lineales, entre las variables independiente y dependiente, dan coherencia a las hipótesis que de ellas se derivan; por tanto, la reacción proporcional a la dosis dota de más elementos para creer que existe una relación causal. En el caso del tabaquismo y el cáncer pulmonar, el aumento en el número de cigarrillos fumados, correspondió a un aumento en la prevalencia de cáncer pulmonar. La relación dosis - respuesta era consistente con la cantidad fumada, la duración del tabaquismo, la edad de inicio del tabaquismo y su suspensión. Sin embargo, las relaciones causales no necesariamente son lineales; por ejemplo, durante la Segunda Guerra Mundial, el aumento del bombardeo estratégico por arriba de ciertos niveles de umbral al parecer no aumentó la ansiedad ni deprimió el estado de ánimo de las personas bombardeadas. En el análisis hubo poca diferencia entre los expuestos a bombardeo moderado y los expuestos a bombardeo intenso. En el caso de varios indicios del estado de ánimo, el valor de saturación del umbral, por arriba del cual el bombardeo ejercía poco efecto adicional, era cualquier bombardeo en absoluto.

A menudo se han mencionado umbrales por debajo de los cuales no ocurren efectos, en especial en situaciones donde se establecen normas de seguridad para la exposición a riesgos ambientales han sido sujeto de controversia las suposiciones de que hay un umbral seguro de irradiación, suposiciones que han tendido a usar quienes elaboran las leyes y reglamentos; sin embargo, muchos datos validan la suposición contraria, es decir, que los efectos de la irradiación son lineales.

En epidemiología y ciencias sociales, la voluntad y bajos niveles de previsibilidad son características manifiestas de los sujetos estudiados. El proceso de análisis causal, de central importancia en todas las ciencias, es tanto más crucial cuanto los sujetos estudiados son menos obedientes.

8

ESTRATEGIA DE LA EPIDEMIOLOGIA Y PROCESO DE CAUSALIDAD

La epidemiología, a diferencia de otras disciplinas que se basan en el determinismo, lo hace en términos de probabilidades, por tanto, la descripción de los eventos epidemiológicos, necesita ser derivada de una población de referencia, de la cual generalmente se extrae una muestra. Las primeras conclusiones inicialmente se refieren únicamente a esta población, ya que las circunstancias de este estudio pueden ser distintas en otra población o en una misma población en una etapa diferente en el tiempo calendario. La generalización o inferencia, se hace en forma posterior, de acuerdo con la confrontación de más o nuevas evidencias.

8.1. BASES FUNDAMENTALES DE LA ESTRATEGIA DE LA EPIDEMIOLOGÍA

La epidemiología, al igual que cualquier otra disciplina, se basa en los siguientes aspectos estratégicos:

1) Reunión de los hechos, o examen de hipótesis existentes (descripción).
2) Formulación de hipótesis original, o de una nueva o más específica (hipótesis).
3) Prueba o verificación de la hipótesis, por la obtención de hechos adicionales, que permitan la aceptabilidad de la hipótesis (verificación o prueba).

127

Sin embargo, como se trabaja en humanos, existe mucha limitación para la experimentación directa; la reunión de los hechos y sobre todo, la prueba de la hipótesis, tiene sus aspectos particulares.

8.1.1. Reunión de los hechos

Para cumplir con este propósito, se necesita de un buen sistema de recolección de información sobre la distribución de la enfermedad en la población, en un área dada y en un período definido. El éxito de la reunión de información consiste en estrechar el campo para localizar las categorías de interés **de persona, de tiempo y de lugar**, con mayor exposición al riesgo y así poder formular una hipótesis de la forma más específica posible. El campo de la reunión de los hechos se centra sobre todo en la **epidemiología descriptiva.** Consta en esencia del análisis de tres partes fundamentales, orientadas a formular y luego probar una hipótesis o cadena de hipótesis, estas tres partes se refieren a:

*   Variables de persona.
*   Variables de tiempo.
*   Variables de lugar.

8.1.2. Formulación de la hipótesis

El éxito o fracaso de una buena investigación epidemiológica causal, depende entre otras cosas, de la solidez de la hipótesis. **La hipótesis epidemiológica**, presenta generalmente una relación de causa a efecto entre dos o más categorías de eventos. Tiene que mostrar una consistencia lógica, compatibilidad con el cuerpo del conocimiento científico y capacidad de ser sometida a la experimentación en términos generales o a la verificación o prueba en términos epidemiológicos. Se deben tener en cuenta, estudios anteriores realizados en relación con el tema.

8.1.3. Verificación o prueba de la hipótesis

En forma general, la metodología utilizada para un primer acercamiento, es la reunión de los hechos epidemiológicos consignados en el estudio descriptivo, en donde se seleccionan datos lo más completos posible sobre las características de persona, tiempo y lugar, para formular la hipótesis. Para la verificación de la hipótesis, la metodología puede contemplar de nuevo el estudio descriptivo en su forma transversal o longitudinal. Un paso más adelantado sería la realización de los **estudios de observación,** también **llamados analíticos,** que son los **estudios de casos y controles** y los **estudios de cohorte.**

Para la prueba de la hipótesis no es necesario seguir estrictamente el orden de: primero estudio descriptivo, luego los estudios analíticos de casos y controles y de cohortes y finalmente el estudio experimental. Se puede empezar por el más alto nivel posible, de acuerdo con los conocimientos actuales, los datos disponibles y los objetivos de estudio.

8.2. CAUSALIDAD Y ASOCIACIÓN

El enfoque de una enfermedad o evento epidemiológico, generalmente es de naturaleza **multicausal.** No se pretende que una enfermedad pueda tener solamente una causa, simplemente para facilidad de estudio, se habla de la **causa investigada.**

8.2.1. Proposición causal

En la investigación médica, una relación causal entre un **factor antecedente Fr** y un **factor subsiguiente o enfermedad E**, indica que **E** aumente o disminuya generalmente su frecuencia en forma significativa como respuesta a un aumento en la **variable Fr**, indica también que entre Fr y E hay una sucesión en el tiempo, siendo Fr siempre anterior a E, o bien que, hay lógica en la relación de causalidad, siendo Fr una variable independiente y E una variable dependiente.

El conjunto de elementos necesarios o indispensables para producir el efecto y de otros elementos condicionantes, determina la causa suficiente o factor causal para producir el efecto. Pueden existir varias causas suficientes, independientes o relacionadas, para un mismo efecto en el aspecto multicausal. El cigarrillo, el asbesto, son factores de riesgo o causas independientes en la producción del cáncer de pulmón.

En la Tuberculosis crónica, por ejemplo, la relación causal gira alrededor del **bacilo de Koch,** según los conocimientos actuales. Pero además del bacilo de Koch, hay un conjunto de factores dependientes de las condiciones de persona, como estado de nutrición, hacinamiento y otros de tiempo y de lugar, los cuales también contribuyen a la producción de la enfermedad y no solamente la presencia del bacilo de Koch.

Si bien es cierto que existen factores principales en la producción de enfermedades, existen también una serie de factores de riesgo aislados en la producción de las mismas. Hay elementos indispensables para producir una enfermedad, sin los cuales no se presenta. Hay otros conjuntos de elementos los que, en forma individual no producen enfermedad, pero unidos a los elementos indispensables contribuyen a producir la misma; estos últimos, son los **elementos condicionantes;** sin embargo, no siempre es factible la diferenciación entre **factores indispensables y factores condicionantes,** por lo que, se debe tratar de establecer la relación causal en forma sencilla.

Elementos básicos o indispensables, sumados a elementos condicionantes, constituyen el factor causal, o la causa Fr, suficiente para producir el evento o efecto E, cuando nos referimos al modelo unicausal. Cuando hay otros conjuntos de factores o causas independientes entre sí, pero cada una capaz de producir el efecto E por sí sola en forma aislada, se refiere al **modelo multicausal.**

Al referirnos a causalidad, nos acercamos al paso final de una serie de procedimientos, basados desde luego en conceptos de probabilidad, en donde se trata de relacionar o asociar el factor antecedente Fr con el factor subsiguiente o la enfermedad E.

8.2.2. Asociación

Al hablar de asociación entre un factor Fr y otro evento E, significa que la proporción de individuos que presentan ambos eventos en forma simultánea, es significativamente mayor o menor que la proporción esperada con base a consideraciones hechas en cada uno de los dos eventos. **En términos epidemiológicos, la asociación es una relación entre dos categorías de eventos epidemiológicos significativamente mayor o menor de lo esperado con base a la distribución de frecuencia de cada uno de estos eventos en forma separada. No se estipula necesariamente que uno debe anteceder al otro; la asociación se establece por categorías de individuos y en ningún momento por un solo individuo.**
La noción de asociación plantea los puntos siguientes:

- **En primer lugar,** la existencia de una relación entre dos categorías de eventos.
- **En segundo lugar,** la naturaleza causal o no de dicha relación.

La asociación puede ser:

- **No significante,** cuando la relación entre las categorías de eventos no es mayor de lo esperado.
- **Significante,** cuando estadísticamente la relación entre estas categorías de eventos es mayor de lo esperado.

Cuando la asociación es significante, el factor de riesgo o factor antecedente puede ser relacionado con el efecto por su presencia o por su ausencia; es decir, su presencia puede ser directa o indirectamente proporcional al desarrollo del efecto.

La asociación significante puede ser:

- **No causal,** es únicamente asociación estadística, sin que la relación entre las categorías de eventos tenga alguna razón lógica para explicar el resultado entre el llamado factor antecedente y el subsiguiente. Un ejemplo puede ser, la relación observada entre el aumento del uso de neveras en las casas y la disminución de la gastroenteritis en algunos sectores sociales de la población.
- **Causal,** cuando el **factor Fr** aparece como causa suficiente en el desarrollo del evento subsiguiente o de la enfermedad.

La asociación causal, debe manifestarse o repetirse en circunstancias distintas de persona, tiempo y lugar para ser aceptada como tal.

A su vez, la asociación causal puede ser:

- **Indirecta,** cuando el factor Fr estudiado, no es la causa ultima del efecto, sino a través de otro factor conocido o desconocido responsable en forma directa de la enfermedad.
- **Directa,** cuando se reconoce, hasta donde el límite del conocimiento actual lo permita, como una de las causas suficientes responsables en ultima instancia del efecto. Eso depende de la cadena de causalidad empleada, la que viene representada por los diagramas siguientes:

DIAGRAMA 8.2.2.

E ————————————————————>Fr

El diagrama 8.2.2, expresa que Fr produce E, en forma directa hasta donde lleguen los conocimientos actuales, sin factores intermedios entre la acción de Fr y la respuesta que se produce en E.

DIAGRAMA 8.2.3.

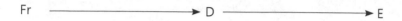

Fr ⟶ D ⟶ E

En el diagrama 8.2.3, Fr hace parte de una cadena lineal de eventos, en donde D es el último eslabón conocido para la producción de E. En esta modalidad Fr es un factor de causalidad indirecto en la producción del efecto E.

Se debe distinguir entre la asociación causal y la asociación espuria. Sea un factor causal **Fr** positivamente relacionado con un efecto **E**, es decir, que a un aumento en la variación de **Fr** corresponda un aumento en la distribución del efecto **E**. Sea un efecto **D,** asociado también positiva o negativamente con **Fr,** pero únicamente en asociación estadística sin relación causal. Lo anterior se representa gráficamente en el diagrama 8.2.4.

DIAGRAMA 8.2.4

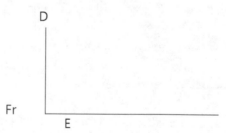

Resulta entonces que una variación en **D** se acompaña también con una variación en **E,** asociación que es únicamente estadística sin relación causal. Esta relación de **D con E** se llama **espuria. D** no entra en la cadena de causalidad, lo que la diferencia de la asociación causal indirecta. La acción sobre el **factor D**, es decir, su aumento o supresión, no tendrá ninguna influencia sobre el **evento E**, porque no son causalmente asociados. Esta asociación no presenta mayor problema cuando se conoce el **factor causal Fr**, pero el desconocimiento de **Fr** puede llevar a **falsa asociación causal entre D y E.**

La **asociación espuria,** es aquella asociación estadística que se produce entre una variable **D y un efecto E**, a través de un **factor de riesgo Fr**, factor último que si está relacionado causalmente con el efecto. Las **variables D y E** no tienen ninguna relación causal directa o indirecta en lo que corresponde al diagrama.

Hay que señalar que también la asociación espuria puede ser debida a defectos de metodología.

Se debe tener en cuenta siempre el **concepto de multicausalidad,** en donde fuera de **Fr,** varias causas suficientes, independientes o relacionadas en mayor o menor grado, pueden desencadenar el efecto en conjunto o en forma aislada, como se observa en el diagrama 8.2.5

DIAGRAMA 8.2.5

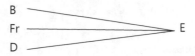

En este diagrama **B, Fr, D** son causas suficientes, independientes entre sí, cada cual pudiendo producir **E,** en mayor o menor grado, sin la presencia de las otras causas. **La reunión de B, Fr, D** puede ser sumada para la producción de **E,** o puede potencializar el efecto **E. Los eventos B, Fr, D son factores de riesgo sinérgicos.** Un ejemplo de **factores de riesgo sinérgico** es lo que se presenta con los factores de riesgo siguientes: hipertensión arterial e hipercolesterolemia, con el factor subsiguiente o efecto que es el accidente cerebro - vascular. Cada uno de los factores anteriores por sí solo, puede tener alguna influencia en el desarrollo de la enfermedad, pero la presencia de estos factores reunidos, conducen a un riesgo más alto de adquirir la enfermedad.

Los factores de riesgo, tienen **acción de potencialización** sobre un efecto; por ejemplo, cuando un grupo de individuos con dos o más factores de riesgo, tienen una frecuencia del efecto significativamente más alta que la suma de cada uno de estos grupos con un solo factor de riesgo en forma aislada.

La asociación causal necesita que la relación entre el factor antecedente o factor de riesgo y el subsiguiente o el efecto, sea enfocada lógicamente y que sea por lo menos en parte explicable por los conocimientos actuales. Requiere una secuencia en el tiempo, siendo el factor de riesgo siempre anterior al efecto o enfermedad. Requiere además, una fuerza de la asociación, una relación creciente de dosis - respuesta y la repetición del fenómeno generalmente en la misma dirección, dentro de un cierto lapso regular.

8.3. INFERENCIA CAUSAL EN EPIDEMIOLÓGICA

Vale la pena considerar brevemente la historia de las ideas que describen el proceso inductivo característico de la inferencia causal, para entender mejor el punto de vista moderno sobre esta cuestión y sus implicaciones para la epidemiología.

La filosofía de la ciencia que dominó desde el nacimiento de la investigación científica histórica, hasta el comienzo de la **revolución científica,** fue **la doctrina del racionalismo**. Según ella, el conocimiento científico se acumulaba a través de la razón y la intuición y no de la observación empírica. En la antigua Grecia, la única ciencia empírica que gozó de preeminencia fue la **astronomía;** sin embargo, incluso la observación de los cielos era minimizada por **Platón**, quien consideraba las observaciones celestiales fuente no fiable de conocimiento, comparada con la razón (Reichenbach, 1951). La forma más elevada de conocimiento, se consideraba que eran las **matemáticas,** un sistema construido sobre un marco de axiomas por medio de la lógica deductiva. **La geometría de Euclides**, ejemplifica el ideal racionalista. Los escépticos del racionalismo, que creyeron que la fuente y el juez último del conocimiento son las percepciones de fenómenos naturales, desarrollaron una doctrina competidora, conocida como **empirismo**. Los grandes pioneros del empirismo moderno fueron **Francis Bacon, John Locke y David Hume.** Según **Bacon,** la razón introduce relaciones abstractas de orden en el conocimiento observacional. **Es famosa su frase conocimiento es poder**, con lo que quería decir que, las relaciones abstractas implican predicción. **John Locke** popularizó los métodos inductivos que **Bacon,** había formalizado y ayudó a establecer el empirismo como doctrina dominante en la filosofía científica**. Hume** fue el crítico: **puntualizaba que la inferencia inductiva no acarrea una necesidad lógica, con lo que quería decir que la inducción no tiene la fuerza lógica de un argumento deductivo.** Demostró igualmente cómo el decir que la lógica inductiva es un proceso válido, incluso pese a carecer de necesidad lógica, simplemente porque parece que funciona, es un argumento circular: ninguna cantidad de experiencia con la lógica inductiva podría ser usada para justificar lógicamente su validez. **Hume,** dejaba así claro que la lógica inductiva no puede establecer una conexión fundamental entre causa y efecto.

La escuela del positivismo lógico, que surgió del **Círculo de Filósofos de Viena,** incorporó la lógica simbólica de los **Principia Mathematica de Russell y Whitehead** a su análisis de la verificación de las proposiciones científicas. El punto clave de esta filosofía, era que el sentido de una proposición pivotaba sobre la verificabilidad empírica de la proposición según principios lógicos. Tal punto de vista, no obstante, se mostró inadecuado como filosofía de la ciencia, porque como **Hume,** había indicado, no hay cantidad de evidencia empírica que pueda verificar concluyentemente el tipo de proposición universal que es una ley científica **(Popper, 1965).** El problema de **Hume,** seguía sin ser resuelto con este abordaje. Dada la desesperanza que genera la imposibilidad de una verificación concluyente, algunos filósofos de la ciencia adoptaron un sistema graduado de verificabilidad, incardinado en la lógica de las probabilidades propuestas por **Rudolph Carnap**. Bajo esta filosofía, las proposiciones científicas son evaluadas según una escala de probabilidades. Sobre la base de la comprobación empírica, las hipótesis se convierten en más o menos probables según el resultado de la comprobación. La descripción por **Heisenberg,** del **principio de incertidumbre** y la aceptación de los mecanismos cuánticos por los físicos a principios del siglo XX estimularon esta visión probabilística de la confirmación científica. La noción de verificabilidad mediante la lógica probabilística no echó raíces. Lo inadecuado de esta filosofía fue revelado por **Karl Popper,** quien demostró que las afirmaciones de confirmación probabilística, al no ser ni axiomas ni observaciones, son en sí mismas afirmaciones científicas que requieren juicios de probabilidad **(Popper, 1965).**

El regreso infinito resultante no solucionaba la crítica de **Hume,** al proceso inductivo. **Popper,** propuso una solución más persuasiva. Aceptaba el criterio de **Hume,** de que la inducción basada en la confirmación de una relación causa - efecto, o confirmación de una hipótesis, nunca ocurre. Todavía más, planteó que el conocimiento sólo se acumula mediante la **falsación.** Según este punto de vista, las hipótesis acerca del mundo empírico nunca son probadas con la lógica inductiva, de hecho, las hipótesis empíricas en absoluto nunca pueden ser probadas, en el sentido en que se utiliza esa palabra en lógica deductiva o en matemáticas, **pero pueden ser refutadas, es decir, falseadas.** La contrastación en hipótesis se hace intentando refutarlas.

Las hipótesis que han sido puestas a prueba y no falseadas, son confirmadas sólo en el sentido de que siguen siendo explicaciones razonablemente buenas de los fenómenos naturales, hasta que un día son falseadas y sustituidas por otras que explican mejor las observaciones. El contenido empírico de una hipótesis, **según Popper**, pues, se mide de acuerdo a cuán falseable sea ésta. **La hipótesis, Dios es uno, no tiene contenido empírico, porque no puede ser falseada por ninguna observación.** La falta de contenido empírico, sin embargo, no es equivalente a falta de validez: **una afirmación sin contenido empírico pertenece a un dominio que está fuera de la ciencia empírica**.

Popper, rechazaba también el abandono de la causalidad. Argumentaba vigorosamente que una filosofía de la ciencia que fuera indeterminista únicamente podría tener consecuencias negativas sobre el desarrollo del conocimiento y que **el principio de incertidumbre de Heisenberg,** no ponía límites estrictos al descubrimiento científico. Para **Popper,** el creer en la causalidad era compatible con la incertidumbre, puesto que las proposiciones científicas no están probadas, son sólo explicaciones tentativas, que serán sustituidas al final por otras mejores, cuando las observaciones las falseen.

Brown (1977) cita tres objeciones fundamentales al punto de vista popperiano: **1) la refutación no es un proceso cierto puesto que depende de las observaciones, que pueden ser erróneas; 2) la deducción puede permitir predicciones a partir de las hipótesis, pero no existe estructura lógica mediante la que comparar las predicciones con las observaciones, y 3) la infraestructura de las leyes científicas en que las nuevas hipótesis están insertadas es, en sí misma, falsable, de forma que el proceso de refutación se reduce sólo a una elección entre refutar la hipótesis o refutar la infraestructura de la que surgen las predicciones. Este último punto, es el esencial de los filósofos postpopperianos, que argumentan que, en ciencia, la aceptación o rechazo de una hipótesis se produce a través del consenso de la comunidad científica (Brown, 1977)** y que los puntos de vista prevalentes en el seno de ésta, a los que **Kuhn (1962)** se ha referido como **ciencia normal,** sufren ocasionalmente cambios de gran envergadura que llegan a ser revoluciones científicas.

8.4. UN MODELO GENERAL DE CAUSA

Los filósofos de la ciencia, han clarificado la comprensión del proceso de inferencia causal, pero sigue existiendo la necesidad, al menos en epidemiología, de formular un modelo general y coherente de causa que facilite la conceptualización de los problemas epidemiológicos. Sin un modelo así, conceptos como interacción causal, tiempo de inducción y proporción de la enfermedad atribuible a causas específicas, no tendrían fundamento ontológico.

Podemos definir como causa de una enfermedad, a todo acontecimiento, condición o característica que tiene un papel esencial en producir su ocurrencia. La causalidad es un concepto relativo que sólo puede ser entendido en relación con alternativas concebibles. No podemos considerar que tomar anticonceptivos orales sea una causa de muerte (por causar enfermedad cardiovascular fatal) hasta que no sepamos cuál es la alternativa; si la alternativa es tener un niño, un acontecimiento que pone en peligro la vida, el tomar anticonceptivos orales quizá prevenga la muerte. **Así pues, causa y prevención son términos relativos,** que deberían ser vistos como dos caras de la misma moneda.

8.5. CONCEPTO DE CAUSA SUFICIENTE Y CAUSAS COMPONENTES

Los conceptos de causa y efecto se establecen pronto en la vida. El niño que suelta una y otra vez un juguete y lo ve caer, o tumba un vaso y observa cómo se derrama la leche, está aplicando su propio método de razonamiento a las proposiciones causales y al hacerlo, está elaborando su propio concepto de causa.

Para mucha gente, las raíces del primer pensamiento sobre causalidad persisten y se ponen de manifiesto en los intentos de encontrar causas únicas como explicación de los fenómenos que observa, pero la experiencia y la reflexión deberían persuadirnos fácilmente de que la causa de cualquier efecto, consiste por fuerza en una constelación de componentes que actúan en concierto **(Mill, 1862).** Una causa suficiente podría ser definida como un grupo de condiciones y acontecimientos mínimos que, inevitablemente, producen la enfermedad; mínimos implica que ninguna de las condiciones o acontecimientos es superfluo. En etiología de una enfermedad, el que se complete una causa suficiente puede ser considerado equivalente al desencadenamiento de esa enfermedad. Para efectos biológicos, la mayoría y a veces todos los componentes de una causa suficiente, son desconocidos **(Rothman, 1976**). Por ejemplo, fumar es una causa de cáncer de pulmón, pero en sí mismo no es una causa suficiente. En primer lugar, el término fumar es demasiado impreciso como para ser usado en una descripción causal. Hay que especificar el tipo de tabaco, si con filtro o sin filtro, la manera y la frecuencia de inhalación y la duración del hábito. Más importante aún, el fumar, aunque se defina explícitamente, no causará cáncer en todo el mundo. Así que, **¿quiénes son los susceptibles a los efectos del tabaco?** o para decirlo de otra forma, **¿cuáles son los otros componentes de la constelación causal que actúan junto con el fumar para producir cáncer de pulmón?** Cuando los componentes causales permanecen desconocidos, existe la inclinación de asignar un riesgo igual a todos los individuos cuyo estatus causal, para algunos componentes, es conocido e idéntico. En nuestra ignorancia acerca de estos componentes causales ocultos, lo mejor que podemos hacer a la hora de valorar el riesgo, es asignar el valor medio a todos los expuestos a un patrón dado de indicadores de riesgo causal conocido. **Conforme progrese el** conocimiento, las estimaciones de riesgo asignado a la gente se acercarán a uno de los valores extremos, el cero o la unidad.

8.6. FUERZA DE LAS CAUSAS

La fuerza aparente de una causa, está determinada por la prevalencia relativa de las causas componentes. Un factor raro se convierte en una causa fuerte si sus complementarios son comunes. Debería quedar claro que, aunque tuviera tremendo significado en **términos de salud en el trabajo,** la fuerza de una causa tiene escaso significado biológico, en la medida en que el mismo mecanismo causal es compatible con cualquiera de las causas componentes, sea fuerte o débil.

La identidad de los componentes constituyentes de la causa, es un fenómeno relativo que depende de la distribución específica en tiempo y lugar, de las causas componentes en una población dada.

8.7. INTERACCIÓN ENTRE CAUSAS

Dos causas componentes de una causa suficiente única, se considera que tienen una interacción biológica mutua. El grado de interacción observable depende de los mecanismos reales que sean responsables de la enfermedad. Por tanto, el grado de interacción biológica entre dos factores es, en principio, dependiente de la prevalencia relativa de otros factores.

8.7.1 Proporción de enfermedad debida a causas específicas

Se ha postulado, que un porcentaje tan alto como el 40 por 100 del cáncer está causado por exposiciones ocupacionales. Muchos científicos han entrado en polémica contra esta pretensión **(Higginson, 1980; Ephron, 1984).** Uno de los argumentos usados para rebatirla era como sigue: el **z** por 100, por el alcohol, y así sucesivamente; cuando se suman todos estos porcentajes, sólo queda uno pequeño para las **causas ocupacionales**. Esta argumentación está basada en una concepción ingenua de la causa y el efecto, que no tiene en cuenta las interacciones. No hay, de hecho, límite superior a la suma que se estaba haciendo; el total de la proporción de enfermedad atribuible a varias causas no es el 100 por 100, sino el infinito. Similarmente, el pronunciamiento de que el 90 por 100 del cáncer está causado por el entorno, alcanzó mucha publicidad **(Higginson, 1960);** por extensión del argumento previo, sin embargo, es fácil demostrar que el 100 por 100 de cualquier enfermedad, está causada por el entorno y el 100 por 100 es también heredado. Cualquier otro punto de vista está basado en una comprensión ingenua de la causación.

8.8. PERIODO DE INDUCCIÓN

El periodo de inducción, puede ser definido como el periodo de tiempo que hay desde la acción causal hasta la iniciación de la enfermedad. Es incorrecto caracterizar una enfermedad como de periodo de inducción prolongado o corto. **El tiempo de inducción sólo puede ser conceptualizado en relación con una causa componente específica.** Para cada una de estas, es diferente, y para la que actúa en último lugar es igual a cero.

En carcinogénesis, los términos **iniciador y promotor,** han sido utilizados para referirse a **causas componentes** de acción temprana y de acción tardía. El cáncer, ha sido frecuentemente caracterizado como proceso patológico de periodo de inducción largo, pero esa es una concepción errónea, porque cualquier componente de acción tardía en el proceso causal, como puede ser un promotor, tendrá un periodo de inducción corto, que será siempre de cero para, al menos, una causa componente, la última en actuar. **La enfermedad, una vez iniciada, no necesariamente será visible.** El intervalo cronológico, entre su ocurrencia y su detección ha sido llamado **periodo latente (Rothman, 1981),** aunque otros han usado este término como intercambiable con el de **periodo de inducción**. Tal periodo latente, puede ser reducido mediante la mejora de los métodos de detección de la enfermedad.

8.9. ASPECTOS DE UNA ASOCIACIÓN PARA DISTINGUIR SU CARÁCTER O NO DE CAUSAL

El conocimiento biológico que se posee de las hipótesis epidemiológicas es con frecuencia escaso, lo que convierte a veces a las hipótesis mismas en poco más que vagos pronunciamientos de asociación entre exposición y enfermedad. Poseen escasas consecuencias deducibles que puedan ser falsadas, como no sea una simple reiteración de la observación. No todas las hipótesis epidemiológicas, por supuesto, son simplistas. Incluso formuladas de manera vaga, las afirmaciones de asociación pueden ser transformadas en hipótesis, con un contenido considerable, mediante su reformulación como hipótesis nula. Por ejemplo, la frase **el fumar no es una causa de cáncer de pulmón,** es una afirmación altamente específica y universalmente aplicable, que prohíbe la existencia de causas suficientes que contuvieran el fumar en forma alguna como componente. Cualquier prueba que indicase la existencia de causas suficientes así, falsificaría la hipótesis. El criterio de **Popper,** sobre contenido empírico, presta una base científica al concepto de hipótesis nula, que ha sido considerada muchas veces simplemente como un artilugio estadístico.

A pesar de los problemas filosóficos existentes en relación con la inferencia inductiva, se han manejado comúnmente criterios para llevarla a cabo. Las justificaciones que se han ofrecido para ello, han sido las exigencias de los problemas de salud pública, que requerirían que se actúe y el hecho de que, por encima del conocimiento imperfecto, hay que hacer inferencias causales. Un grupo de estándares muy usado fue el realizado por **Hill (1965).** Su popularidad como criterios para la inferencia causal hace que valga la pena examinarlos en detalle:

Hill, sugirió que se consideraran los siguientes aspectos de una asociación encontrada para intentar distinguir su carácter o no de causal: 1) fuerza; 2) consistencia; 3) especificidad; 4) temporalidad; 5) gradiente biológico; 6) plausibilidad; 7) coherencia; 8) evidencia experimental y 9) analogía:

1. **Fuerza,** por fuerza de una asociación, **Hill** entiende la magnitud de la **razón o ratio** entre las **tasas de incidencia.** Su argumento consiste esencialmente en decir que, las asociaciones fuertes, es más probable que sean causales que las débiles, porque si fuesen debidas a confusión o cualquier otro sesgo, la que está produciendo el sesgo tendría que ser más fuerte aún y, consecuentemente, es presumible que acabara haciéndose evidente. **La fuerza de una asociación no es un rasgo biológicamente consistente, sino más bien una característica que depende de la prevalencia relativa de otras causas.**

2. **Consistencia.** La consistencia, se refiere a la observación repetida de una asociación en poblaciones diferentes, bajo circunstancias diferentes. La falta de consistencia, sin embargo, no descarta una conexión causal, porque algunos efectos son producidos por sus causas sólo bajo circunstancias inusuales. Dicho de forma más precisa, el efecto de un agente causal no puede producirse a menos que actúen o hayan actuado ya, las causas componentes complementarias hasta completar una causa suficiente. No obstante, tales condiciones no siempre se darán.

3. **Especificidad.** El criterio de especificidad requiere que, una causa conduzca a un efecto único, no a efectos múltiples. Este argumento ha sido planteado no pocas veces, especialmente por los que buscan exonerar al tabaco como causa del cáncer de pulmón. Las causas de un efecto dado, sin embargo, no puede esperarse con base a lógica alguna que carezcan de otros efectos. De hecho, la experiencia cotidiana nos enseña repetidamente que acontecimientos únicos pueden tener muchos efectos. La argumentación de **Hill,** sobre este estándar de inferencia está llena de reservas.

4. **Temporalidad.** La temporalidad, se refiere a la necesidad de que la causa preceda en el tiempo al efecto.

5. **Gradiente biológico.** El gradiente biológico, se refiere a la presencia de una curva de dosis-respuesta. Si se adopta la respuesta como expresión epidemiológica del efecto, medido como función de incidencias de enfermedad comparativas, entonces esta condición se cumplirá ordinariamente.

6. **Plausibilidad,** este término se refiere a la plausibilidad biológica de la hipótesis, lo que es una preocupación importante, pero puede resultar difícil de juzgar.

7. **Coherencia.** Tomado del informe del **Surgeon General,** sobre tabaco y salud **(1964)** el término **coherencia** implica que una interpretación de causa y efecto para una asociación, no debe entrar en conflicto con lo que se sabe de la historia natural y la biología de la enfermedad.

8. **Evidencia experimental.** Tal evidencia, raras veces es obtenible con poblaciones humanas.

9. **Analogía.** Las posibilidades de la analogía en el plano de la comprensión están limitadas por la inventiva e imaginación de los científicos, capaces de encontrar analogías en cualquier parte. A pesar de todo, el tipo de analogías sencillas que **Hill** ofrece, por ejemplo, si una droga puede causar malformaciones congénitas, quizás pueda hacerlo otra, esto, refuerza la credibilidad de que una asociación sea causal.

Como se ve, **estos nueve aspectos de evidencia epidemiológica que Hill,** ofrece para valorar si una asociación es causal, están plagados de reservas y excepciones; alguno puede que sea **erróneo (especificidad)** u ocasionalmente **irrelevante (evidencia experimental y, quizá, analogía). Hill admitía que:** "Ninguno de mis nueve puntos de vista puede aportar evidencia incontestable a favor de o contra la hipótesis de causa y efecto y ninguno puede ser requerido como sine qua non".

En honor a la verdad debe decirse, para ser justos con **Hill,** que él claramente no pretendía que sus puntos de vista, fueran utilizados como criterios de inferencia; afirmaba en verdad, que no creía que en el tema de la inferencia causal pudiera utilizarse ninguna regla tajante. Si alguien utiliza sus puntos de vista considerándolos poco menos que una guía para la inferencia, hay que recordar que no fueron propuestos como tales. Sabemos por **Hume, Popper** y otros, que la inferencia causal es, como mucho, tentativa y sigue siendo un proceso subjetivo.

El fallo de algunos investigadores en reconocer la imposibilidad teórica de probar la naturaleza causal de una asociación ha conducido a infructuosos debates, entre escépticos que esperaban tales pruebas y científicos persuadidos de estar haciendo una inferencia sobre la base de evidencias existentes. La responsabilidad que tienen los científicos de hacer juicios causales, fue el punto que **Hill,** recalcaba en su discusión sobre causalidad: **Todo trabajo científico es incompleto sea observacional o experimental. Todo trabajo científico es susceptible de ser invalidado o modificado por el avance del conocimiento. Ello no nos confiere la libertad de ignorar el conocimiento que ya tenemos o posponer la acción que éste parezca demandarnos en un momento dado.**

La historia muestra, ciertamente, que en ciencia es preferible el escepticismo.

8.10. LÓGICA DE LAS CAUSAS MÚLTIPLES

La búsqueda de la causa única a menudo se justificaba recurriendo a **Occam.** La máxima del siglo XIV de **Guillermo de Occam, era que, las suposiciones introducidas para explicar una cosa no deben multiplicarse más de lo necesario.** Es de hecho una máxima útil que no contradice la conclusión de que hay causas múltiples en cualquier sistema. El número de causas en cuestión depende, en parte, del marco de referencia del investigador y del enfoque de su indagación; esto es, según la concepción del estudio..

El concepto más amplio se presta para las investigaciones epidemiológicas de los estados de salud en poblaciones. El investigador puede comenzar con una variable dependiente, una manifestación y buscar las variables independientes que la influyen: el efecto se conoce y la pregunta es qué lo causó. Este es el método más común; sin embargo, el investigador que está alerta a los cambios sociales y ambientales y que se preocupa por prevenir las alteraciones de la salud tal vez decida comenzar con una variable independiente, o causa potencial, y averiguar sus efectos. Así pues, en décadas recientes los epidemiólogos han buscado los efectos del medio social y cultural, el medio físico, incluyendo la contaminación atmosférica, la radiación, el clima y los aspectos psicológicos.

9

RIESGO EPIDEMIOLÓGICO Y FACTORES DE RIESGO

Riesgo se refiere, generalmente, a la probabilidad de algún hecho desfavorable para el Ser Humano. En este capítulo, el término riesgo se usa en un sentido más restringido para describir la probabilidad de que, personas sin enfermar, pero que expuestas a ciertos factores puedan enfermar.

En **Epidemiología la noción de riesgo para la salud del hombre**, es una consecuencia de la existencia del hombre que vive en un medio ambiente social en cambio permanente. El riesgo es siempre una noción probabilística que está en relación con la naturaleza del factor de riesgo, el tiempo de exposición y la intensidad e intimidad del contacto con el o los factores de riesgo.

9.1. DEFINICIONES OPERACIONALES

- **FACTOR**, es sinónimo de **DETERMINANTE**.
- **DETERMINANTE,** atributo o exposición que aumenta la probabilidad de que ocurra una enfermedad u otro desenlace específico.
- **RIESGO**, es la aparición de un acontecimiento desfavorable para la salud en una población o en un individuo.
- **FACTOR DE RIESGO,** es toda variable con la que el riesgo está vinculado; es decir, son situaciones o elementos desfavorables o adversos, de naturaleza variada (ambiental, metabólica, genética, institucional,

social, económica, etc.) que contribuyen a una mayor probabilidad de que se desarrolle un daño a la salud.

- **POBLACIÓN DE RIESGO**. En sentido estricto, se trata de personas expuestas a un determinado factor y susceptibles de presentar la enfermedad. Este concepto se refiere a una población amenazada o vulnerable.
- **POBLACIÓN DE RIESGO ELEVADA,** se refiere al conjunto de personas de una población que tienen una probabilidad mayor de padecer la enfermedad después de una única exposición, repetida o prolongada, a los factores etiológicos, por razones hereditarias, causas endógenas o bien todavía desconocidas.

9.2. TIPOS DE FACTORES DE RIESGO

9.2.1. Factores de riesgo del medio ambiente. Son aquéllos que se encuentran en el ambiente físico (contaminantes biológicos, físicos, químicos, etc.).

9.2.2. Factores de riesgo del comportamiento o de estilos de vida. Como el hábito de fumar, falta de observancia a las normas de seguridad en el trabajo, etc.

9.2.3. Factores de riesgo sociales. Como el divorcio, la muerte de un familiar, la pérdida del trabajo, etc.

9.2.4. Factores de riesgo genético. Se trata de factores heredados, por ejemplo, la hipercolesterolemia familiar, que aumenta el riesgo de Enfermedad Cardiovascular.

9.3. RELACIÓN ENTRE LOS FACTORES DE RIESGO Y LA ENFERMEDAD

Un factor de riesgo, puede ser un factor causal de una enfermedad en cuestión o ser un marcador que aumente la probabilidad de enfermar; por ejemplo: un pobre cuidado prenatal y el uso de drogas, constituyen un factor causal de mortalidad neonatal, **la situación socioeconómica, puede considerarse como un marcador de la mortalidad neonatal**.

La noción de riesgo para la salud del hombre en Epidemiología, es una consecuencia de la existencia del hombre que vive en un medio ambiente social en cambio permanente. El riesgo es siempre una noción probabilística que está en relación con la naturaleza del factor de riesgo, el tiempo de exposición y la intensidad e intimidad del contacto con el o los factores de riesgo.

Los factores que están asociados con un riesgo aumentado de contraer una enfermedad se llaman **factores de riesgo**. Hay varias clases de factores de riesgo, algunos, como las toxinas, los agentes infecciosos y los fármacos, se encuentran en el **medio ambiente físico.** Algunos forman parte del **medio social**, por ejemplo: se ha mostrado que la disgregación de la familia (como la pérdida del cónyuge), la alteración de rutinas diarias y cambios culturales aumentan las tasas de enfermedades, no sólo las enfermedades emocionales sino también físicas. Otros factores de riesgo, dependen del comportamiento individual, entre ellos tenemos el tabaquismo, la inactividad y el conducir sin cinturón de seguridad.

La exposición a un factor de riesgo, significa que una persona ha entrado en contacto con el factor en cuestión o que lo ha manifestado antes de desarrollar la enfermedad. La exposición puede suceder en un momento específico del tiempo, como cuando una comunidad se expone a radiación durante un accidente nuclear. A menudo, la exposición a los factores de riesgo, para enfermedades crónicas tiene lugar a través de un período de tiempo como el fumar cigarrillos, la hipertensión, la promiscuidad sexual y la exposición al sol.

Los riesgos grandes y espectaculares son fácilmente apreciables por cualquier persona. Así, no es difícil reconocer la relación entre exposición y enfermedad para afecciones como viruela, quemaduras solares o sobredosis de aspirina, debido a que aparecen, después de la exposición, en forma relativamente rápida, cierta y obvia; pero una gran parte de la morbilidad y de la mortalidad en nuestra sociedad, es causada por **enfermedades crónicas**. En dichas enfermedades, las relaciones entre exposición y enfermedad son mucho menos obvias. Se hace virtualmente imposible para los clínicos, aunque sean perspicaces, desarrollar estimaciones de riesgo, con base en su propia experiencia con pacientes.

9.4. SITUACIONES EN LAS QUE LA EXPERIENCIA PERSONAL ES INSUFICIENTE PARA ESTABLECER UNA RELACIÓN ENTRE UNA EXPOSICIÓN Y UNA ENFERMEDAD

1. **Período de latencia largo entre la exposición y la enfermedad.**
2. **Exposición frecuente al factor de riesgo.**
3. **Incidencia baja de la enfermedad.**
4. **Riesgo pequeño producido por la exposición.**

5.   **Enfermedad frecuente.**
6.   **Causas múltiples de la enfermedad.**

9.4.1. Latencia larga

Muchas enfermedades crónicas tienen períodos de latencia largos entre la exposición a los factores de riesgo y las primeras manifestaciones de la enfermedad. Los pacientes expuestos en un momento dado, pueden experimentar las consecuencias más tarde, cuando la exposición original ya se ha olvidado. Así, el vínculo entre la exposición y la enfermedad queda oscurecido.

9.4.2. Exposición frecuente a factores de riesgo

Muchos factores de riesgo (tales como el cigarrillo o el conducir en estado de embriaguez) son tan frecuentes en nuestra sociedad, que rara vez se los ve como peligrosos. Solamente al comparar los patrones de las enfermedades con los de otras poblaciones, podemos reconocer riesgos que son, de hecho, muy grandes.

9.4.3. Prevalencia baja de la enfermedad

La mayoría de las enfermedades, aún las que consideramos 'frecuentes' son, en realidad, bastante raras. Así, aunque el cáncer pulmonar es la clase de cáncer más común en los norteamericanos, la prevalencia anual de cáncer de pulmón, aún en fumadores de muchos cigarrillos, es menor de 2/1.000.

9.4.4. Riesgo pequeño

Si un factor confiere solamente un riesgo pequeño, se necesita un gran número de 'casos' para observar una diferencia entre las tasas de enfermedades entre personas expuestas y no expuestas. Esto sucede, tanto si el factor de riesgo como la enfermedad ocurren con relativa frecuencia. Es incierto todavía si el café y la diabetes son factores de riesgo para el carcinoma del páncreas, porque las estimaciones de riesgo son pequeñas y se las descarta fácilmente, por tanto, se les considera como resultantes de sesgos o del azar. En contraste, no hay controversia sobre la infección por hepatitis B como factor de riesgo para el hepatocarcinoma, debido a que las personas con pruebas de infección por hepatitis B, tienen cientos de veces más probabilidades de tener cáncer del hígado, que las que no tienen la infección.

9.4.5. Enfermedad frecuente

Si la enfermedad es una de las que se registran con frecuencia en nuestra sociedad (por ejemplo, enfermedad coronaria, cáncer o accidentes cerebro vascular) y alguno de los factores de riesgo ya se conoce, se hace difícil distinguir un nuevo factor de riesgo de entre los demás. Muchos casos parecen relacionados con enfermedad coronaria; sin embargo, es perfectamente concebible que haya otras causas importantes, pero aún no conocidas, debido a que hay una explicación adecuada, para la mayoría de los casos.

Por otra parte, las enfermedades raras invitan a esforzarse en la búsqueda de su causa. La **focomelia** es una malformación congénita tan infrecuente, que la aparición de solamente unos pocos casos, produjo sospechas de que un agente nuevo (que resultó ser un fármaco, la Talidomida) pudiera ser el responsable de esa enfermedad.

9.4.6. Causas y efectos múltiples

Generalmente no hay una relación estrecha, uno a uno, entre los factores de riesgo y una enfermedad en particular. Algunas personas con hipertensión, desarrollan insuficiencia cardiaca congestiva y otras no. Muchas personas que no tienen hipertensión, también desarrollan insuficiencia cardiaca congestiva. La relación entre hipertensión e insuficiencia cardiaca congestiva, se oscurece por el hecho de que hay otras varias causas de la enfermedad y de que la hipertensión causa diversas enfermedades. Aunque las personas con hipertensión tienen tres veces más probabilidades de desarrollar insuficiencia cardíaca congestiva y además la hipertensión es la causa más frecuente de esa afección, los médicos no estaban particularmente al tanto de esta relación, sino hasta hace poco, cuando se dispuso de los datos adecuados.

Por estas razones, los clínicos rara vez están en condiciones de confirmar asociaciones entre exposición y enfermedad, aunque pueden sospecharlas. Deben recurrir a la literatura médica en busca de información exacta, en particular a estudios que hayan sido cuidadosamente diseñados y que incluyan un número elevado de pacientes.

9.5. LA INFORMACIÓN SOBRE RIESGO SIRVE PARA VARIOS PROPÓSITOS

9.5.1. Predicción

Los factores de riesgo se utilizan en primer lugar y sobre todo, para predecir la enfermedad. La calidad de las predicciones, depende de la similitud de las personas en quienes se basa la estimación, con las personas para quienes se hace la predicción.

Aunque los factores de riesgo pueden significar un riesgo individual aumentado de enfermedad, en relación con una persona no expuesta, su presencia no significa que un individuo tenga una probabilidad muy alta de padecer la enfermedad. La mayoría de las personas, aún aquéllas que tienen muchos factores de riesgo importantes, tienen una baja probabilidad de tener una enfermedad, por lo menos en un período de varios años. Es así como un fumador de muchos cigarrillos, que tiene un riesgo aumentado veinte veces de tener cáncer pulmonar, en comparación con no fumadores, tiene, no obstante, solamente una probabilidad en cien, de tener cáncer pulmonar en los siguientes 10 años.

En los pacientes individuales, los factores de riesgo no son predictores tan fuertes de enfermedad, como lo son los hallazgos clínicos de enfermedad temprana.

9.5.2. Causalidad

Se asume a menudo, que cualquier exceso en la prevalencia de una enfermedad en las personas expuestas en comparación con las no expuestas, se debe a la exposición a un factor de riesgo; sin embargo, los factores de riesgo no necesariamente son causas. Un factor de riesgo puede representar indirectamente una manifestación de la enfermedad, mediante su asociación con algún otro u otros determinantes de la enfermedad; es decir, que puede ser confundido o mezclado con un factor causal.

Un factor de riesgo que no es una causa de enfermedad, se le llama **marcador**, porque **marca** la probabilidad aumentada de la enfermedad. El hecho de que no sea una causa, no disminuye el valor de un factor de riesgo como forma de predecir la probabilidad de enfermedad; no obstante, sí implica, que la eliminación de tal factor de riesgo, podría no eliminar el exceso de riesgo asociado con él.

9.5.3. Diagnóstico

La existencia de un factor de riesgo, aumenta la probabilidad de que se padezca una enfermedad. El conocimiento del riesgo, por lo tanto, puede ser utilizado en el proceso diagnóstico, puesto que el aumento de la prevalencia de la enfermedad entre los pacientes examinados, es una manera de mejorar el rendimiento **(valor predicativo positivo)** de una prueba diagnóstica.

Más a menudo, es útil emplear la ausencia de un factor de riesgo para descartar una enfermedad, particularmente cuando un factor es fuerte y predominante. Así, sería razonable **considerar el mesotelioma en el diagnóstico diferencial de una masa pleural si el paciente hubiera trabajado con asbesto**; pero sería un diagnóstico menos probable en un paciente que nunca haya estado expuesto al asbesto.

9.5.4. Prevención

Si un factor de riesgo también es causa de una enfermedad, su eliminación puede usarse para prevenir la enfermedad, sea o no conocido el mecanismo por el cual se produce la enfermedad. Algunos de los hechos clásicos de la historia de la epidemiología son ilustrativos; por ejemplo, antes de que se hubieran identificado las bacterias, **Snow**, encontró una tasa aumentada de **cólera** entre las personas que bebían el agua proporcionada por una compañía en particular y controló la epidemia suspendiendo ese suministro.

9.5.5. Probabilidad y el individuo

La mejor información disponible para predecir enfermedad en un individuo, es la experiencia previa con un número mayor de personas similares; por ejemplo, una prevalencia observada de 2/1.000/año para el cáncer de pulmón en grandes fumadores, se convierte en estimación de la probabilidad, 0,002, de que un gran fumador tenga cáncer de pulmón en un año. Si nuestro conocimiento de la enfermedad humana fuese más completo, no recurriríamos a las probabilidades, pero hoy día, no contamos con ese lujo.

Las probabilidades pueden guiar la toma de decisiones clínicas. Aún si una predicción no se cumple en un paciente individual, usualmente se confirma en muchos casos similares. Después de todo, las predicciones del tiempo tampoco son siempre exactas, pero nos ayudan a decidir cuándo llevar un paraguas.

9.6. COMPARACIÓN DE RIESGOS

La expresión básica de riesgo es la **incidencia, definida como el número de casos nuevos de la enfermedad que aparecen en una población definida durante un período dado de tiempo**. Para comparar riesgos, se utilizan frecuentemente varias **medidas de la asociación** entre la exposición y la enfermedad, llamadas **medidas de efecto.** Representan diferentes conceptos de riesgo y se emplean para propósitos diferentes. Para más información en la tabla 9.6, se resumen cuatro **medidas de efecto**, ilustradas mediante un ejemplo en la mencionada tabla.

9.6.1. Riesgo atribuible

Uno debería preguntarse primero: **¿Cuál es el riesgo adicional de enfermar (incidencia) que sigue a la exposición, por encima del experimentado por las personas que no están expuestas?** La respuesta se expresa como **riesgo atribuible** y se expresa como: **la incidencia de la enfermedad en las personas expuestas menos la incidencia en las no expuestas. El riesgo atribuible, es la incidencia adicional de la enfermedad,** relacionada con la exposición, teniendo en cuenta la incidencia de base de la enfermedad, presumiblemente debida a otras causas, que habría ocurrido aún entre los no expuestos. Debido a la forma como se calcula, al riesgo atribuible se le llama también **diferencia de riesgos.**

9.6.2. Riesgo relativo

Por otra parte, uno podría preguntar **¿cuántas veces más probable es que las personas expuestas desarrollen la enfermedad, en comparación con las no expuestas?** Para contestar esta pregunta, hablamos de **riesgo relativo o razón de riesgos**; es decir, la razón entre las personas expuestas y las personas no expuestas. El riesgo relativo no nos dice nada acerca de la magnitud del **riesgo absoluto.** Aún para riesgos relativos elevados, el **riesgo absoluto** podría ser muy pequeño si la enfermedad es poco común. Nos habla en cambio, de la **fuerza de la asociación entre la exposición y la enfermedad,** de manera que es una medida útil de efectividad para los estudios sobre la **etiología** de las enfermedades.

Tabla 9.6. Medidas de efecto.

Expresión	Pregunta	Definición
1. Riesgo atribuible (diferencia de riesgos)	¿Cuál es la incidencia de la enfermedad que puede atribuirse a la exposición)	RA = 1e – 1e
2. Riesgo relativo (razón de Riesgos)	¿Cuántas veces más probable es la enfermedad en personas expuestas, en relación con las no expuestas?	RR = 1e /1e
3. Riesgo atribuible poblacional	¿Cuál es la incidencia de la enfermedad en una población asociada con un factor de riesgo?	RAp = RA x P
4. Fracción poblacional atribuible	¿Qué fracción de enfermedad en una población es atribuible a exposición a un factor de riesgo?	FAp= RAp / R1

Donde

1e = Incidencia en personas no expuestas.

1e = Incidencia en personas expuestas.

P = Prevalencia de la exposición a un factor de riesgo.

R1 = Incidencia total de enfermedad de una población.

9.7. Cálculo de las medidas de efecto. Tabaquismo y muerte por cáncer de pulmón.

Riesgos simples.

✓ Tasa de muerte por cáncer de pulmón en fumadores de cigarrillo = 0,96/1.000/año.

✓ Tasa de muerte por cáncer de pulmón en no fumadores = 0,07/1.000/año.

✓ Prevalencia de tabaquismo 56%.

✓ Tasa total de muerte por cáncer de pulmón=0,56/1.000/año.

Continuación Tabla 9.6. Calculo de las medidas de Efecto.

Riesgos comparados.

✓ Riesgo atribuible = 0,96/1.000/año - 0,07/1.000/año = 0,89/1.000/año.

✓ Riesgo relativo = $\dfrac{0,96/1.000/año}{0,07/1.000/año}$ = 13,7

✓ Riesgo atribuible poblacional = 0,89/1.000/año x 0,56= 0,50/1.000/año.

Fracción poblacional atribuible= $\dfrac{0,50/1.000/año}{0,56/1.000/año}$ = 0,89

Datos estimados de Doll R. Hill AB. Br Med J 1.1399 – 1410, 1964.

9.7. INTERPRETACIÓN DE LAS ESTIMACIONES SOBRE EL RIESGO INDIVIDUAL

Los significados clínicos asociados con los riesgos relativo y atribuible son, a menudo, muy diferentes, debido a que las dos expresiones significan conceptos completamente diferentes. **La expresión apropiada del riesgo depende de la pregunta que se esté formulando**.

Ejemplo:

El Royal College of General Practicioners, llevó a cabo un estudio de los efectos sobre la salud de los anticonceptivos orales. Durante 1968 y 1969, más de 23,000 mujeres que tomaban anticonceptivos orales y un número igual de mujeres que jamás habían tomado píldoras, fueron implicadas en el estudio por 1,400 médicos. Estos médicos comunicaron subsiguientemente el uso de anticonceptivos orales, la morbilidad y la mortalidad, dos veces por año. El uso de anticonceptivos orales fue actualizado regularmente. Tras 10 años de seguimiento, se informó de que las usuarias de anticonceptivos orales tenían un riesgo de muerte por enfermedades circulatorias 4.2 veces mayor que el de las no usuarias, pero el riesgo de muerte se aumentó solamente en 22.7/100.000 mujeres/año. Una mujer concreta, que sopese los riesgos de los anticonceptivos orales, debe tener en cuenta los dos conceptos muy diversos de riesgo. Por una parte, un riesgo cuatro veces mayor de morir, puede parecer muy amenazador; por otra parte, dos en 10.000 es una posibilidad muy remota.

9.8. RIESGO POBLACIONAL

Otra manera de considerar el riesgo es preguntarse: **¿en qué medida contribuye un factor de riesgo a las tasas totales de la enfermedad en los grupos de población, más que en los individuos?**

Esta información es útil para decidir qué **factores de riesgo** son particularmente importantes y ¿cuáles son triviales para la salud de una comunidad? Y así, poder informar a quienes estén en puestos decisorios sobre cómo escoger las prioridades para el despliegue de recursos sanitarios.

Para valorar el **riesgo poblacional,** es necesario tener en cuenta la frecuencia con la que los miembros de una comunidad están expuestos a un factor de riesgo. Un factor de riesgo relativamente débil (en términos de riesgo relativo) que sea muy prevalente, podría contribuir más al riesgo en una comunidad, que un riesgo más fuerte, pero que rara vez esté presente.

El riesgo atribuible poblacional, es una medida de la incidencia en exceso de una enfermedad en una comunidad, asociada con la ocurrencia de un factor de riesgo; es decir, es el producto del riesgo atribuible y la prevalencia del factor de riesgo en una población.

También puede expresarse la fracción de ocurrencia de una enfermedad en una población, asociada con un factor de riesgo en particular, llamado **fracción poblacional atribuible**, ésta se obtiene, dividiendo el riesgo atribuible poblacional, entre la incidencia total de enfermedad en la población.

En resumen, **los factores de riesgo son características que están asociadas con un riesgo aumentado de desarrollar una enfermedad.** Tanto si un factor de riesgo concreto es causa de la enfermedad como si no. Su presencia nos permite predecir la probabilidad de que ocurra la enfermedad.

La mayoría de los factores de riesgo sospechosos, no pueden ser manipulados con el propósito de efectuar un experimento, así que habitualmente es necesario estudiar el riesgo mediante la simple observación de la experiencia de las personas frente a los factores de riesgo y a la enfermedad. Una manera de hacerlo, es seleccionando una cohorte de personas que estén expuestas, así como de personas que no estén expuestas a un factor de riesgo y observar su prevalencia subsiguiente de enfermedad.

Cuando se comparan las tasas de enfermedad, los resultados pueden expresarse de varias maneras: **el riesgo atribuible, es el exceso de incidencia relacionado con la exposición;** el **riesgo relativo, es el número de veces que es más probable que las personas expuestas desarrollen la enfermedad en relación con las no expuestas**. El impacto de un factor de riesgo en grupos de personas, tiene en cuenta no sólo el riesgo relacionado con la exposición, sino la prevalencia de la exposición.

Aunque científicamente es **preferible estudiar el riesgo mediante, estudios de cohortes,** no siempre este enfoque es factible por el tiempo, el esfuerzo y el costo que implican.

9.9. PRONÓSTICO

El pronóstico, es una predicción del curso futuro de la enfermedad a partir de su comienzo. Nuestra intención es proporcionar a los lectores una mejor comprensión de una tarea difícil, pero indispensable; en otras palabras, predecir el futuro de los pacientes tan precisamente como sea posible. El objeto, es evitar expresar pronósticos con vaguedad cuando es innecesario y con certeza cuando esto nos puede llevar a falsas conclusiones.

9.10. DIFERENCIAS ENTRE RIESGO Y PRONÓSTICO

Aunque **riesgo y pronóstico** tengan similitudes y ambos se evalúen mediante estudios de cohortes, debe hacerse una distinción entre las condiciones que aumentan el riesgo de desarrollar una enfermedad y aquéllas que predicen el curso, una vez que la enfermedad se ha manifestado. **A las primeras, se las llama factores de riesgo:** condiciones que pueden ser identificadas en personas sanas y que cuando existen, están asociadas con un riesgo aumentado de contraer la enfermedad. **A las segundas se las llama factores pronósticos:** condiciones que cuando están presentes en personas que ya se sabe que tienen la enfermedad, están asociadas con un resultado de ésta.

El riesgo y el pronóstico son conceptos que entran dentro del mismo continuo del curso de la enfermedad. **¿Por qué considerarlos separadamente?** En primer lugar, los **factores de riesgo generalmente predicen** hechos de baja probabilidad. Las tasas anuales de aparición de varias enfermedades, están en el orden de 1/100 a 1/10.000. Como resultado, las relaciones entre la exposición y el riesgo habitualmente eluden incluso a los clínicos astutos, a menos que tengan como base estudios cuidadosamente realizados y en general con un gran número de sujetos durante un largo período de tiempo. **El pronóstico, por otra parte, describe hechos relativamente** frecuentes. Los clínicos, pueden estimar una especie de pronóstico por sí mismos, a partir de su experiencia personal.

El riesgo y el pronóstico describen fenómenos diferentes. Para el **riesgo**, el hecho que cuenta, es la aparición de enfermedad. Para **pronóstico**, se registran una gran variedad de consecuencias, que incluyen muerte, complicaciones, incapacidad, sufrimiento, etc.

Los factores de riesgo generalmente predicen hechos de baja probabilidad.

9.11. DIFERENCIAS EN FACTORES DE RIESGO Y PRONÓSTICOS

Los factores asociados con un riesgo aumentado, no son necesariamente los mismos que marcan un peor pronóstico y con frecuencia son considerablemente diferentes para una enfermedad dada. Por ejemplo, la presión arterial baja, disminuye el riesgo de tener un infarto agudo de miocardio, pero es un signo de mal pronóstico durante un hecho agudo (fig. 9.11).

Figura 9.11
Diferencia entre factores de riesgo y pronósticos
en el infarto agudo del miocardio.

Sano   Aparición del infarto   Resultados: muerte,
               agudo del miocardio   reinfarto, etc.

Factores de riesgo   **Factores pronósticos**
↑ Edad   ↑ Edad
Sexo masculino   Sexo masculino
↑ LDL/ ↓ HDL   Infarto previo
Tabaquismo   Hipotensión
Hipertensión   Insuficiencia cardiaca congestiva
Sedentarismo   Arritmia ventricular

10

EVALUACIÓN DEL RIESGO EN ESTUDIOS EPIDEMIOLÓGICOS

Un considerable número de investigaciones se han realizado con el propósito de evaluar la asociación entre una enfermedad y un factor de riesgo sospechoso. **Los estudios epidemiológicos de las Enfermedades Crónico-Degenerativas y del trabajo, frecuentemente conducen a la determinación de poblaciones de riesgo y de factores de riesgo.**

10.1. ESTUDIOS OBSERVACIONALES Y ESTUDIOS EXPERIMENTALES

- **En los estudios observacionales,** los individuos son seleccionados para conformar los grupos que se van a comparar; se observan las respuestas de los grupos y su diferencia con respecto a los niveles de exposición al factor de riesgo y se ve cómo se comporta en forma natural; es decir, sin la intervención activa por parte del investigador. Los estudios observacionales, con frecuencia son el único camino factible para evaluar la asociación y el factor de riesgo.
- **En los estudios experimentales,** el investigador controla la asignación de los sujetos del Grupo Experimental y los del Grupo Control y manipula una variable (la independiente) y observa los cambios que resultan en la otra variable (la dependiente).

10.1.1. Los estudios observacionales se clasifican en: descriptivos y analíticos

A. **Los estudios descriptivos**, proporcionan estimaciones de la frecuencia de la enfermedad y por lo tanto, llaman la atención hacia las asociaciones de la enfermedad y el factor de riesgo potencial.

B. **Los estudios analíticos,** buscan explicar, a través de modelos, la frecuencia y distribución de la enfermedad, definiendo los factores de riesgo y finalmente, las relaciones entre la causa y el efecto. Los estudios analíticos, también se realizan para evaluar la eficacia de tratamientos y de las intervenciones preventivas.

Los estudios analíticos se clasifican en: estudios de cohorte y de casos – control. A los **estudios de cohorte históricos;** también se les conoce como: **estudios de cohorte retrospectivos o estudios de cohorte no concurrentes. En este tipo de estudio, la cohorte** de sujetos expuestos y no expuestos, se reúnen a partir de registros del pasado y se siguen en el tiempo para determinar la incidencia de la enfermedad. **En el estudio de cohorte prospectivo**, la comparación de los grupos se hace con respecto a la exposición del factor de riesgo sospechoso. A los **estudios de casos – controles;** también se le conoce con el nombre de **estudio retrospectivo o estudio de casos y referentes**. **En este tipo de estudio**, los sujetos son clasificados como enfermos **(casos)** y sanos **(controles)** y se busca, a partir del presente, el antecedente a determinada exposición o al factor de riesgo hipotético.

10.2. ESTUDIO TRANSVERSAL.

También se le conoce con el nombre de **Estudio de Prevalencia.** En este tipo de estudio, los individuos en forma concurrente son clasificados como enfermos o sanos y expuestos o no expuestos, en un determinado momento en el tiempo. **En este tipo de estudio,** por lo general, las tasas de prevalencia de los expuestos, se comparan con las de los no expuestos al factor de riesgo sospechoso.

10.3. TÉCNICAS PARA LA EVALUACIÓN DE RESULTADOS DE ACUERDO AL TIPO DE ESTUDIO OBSERVACIONAL

10.3.1. Estudio de cohorte prospectivo: Evaluación de resultados

Cuando las variables son dicotómicas, ejemplo: presencia vs ausencia de Infarto del Miocardio. En este caso, los datos se pueden presentar en una **Tabla de 2 x 2.**

Resultados de un estudio hipotético de cohorte prospectivo, en donde se involucran los resultados de una variable dicotómica.

		ENFERMOS (E +)	NO ENFERMOS (E -)	TOTAL
EXPUESTOS	(E +)	A	B	A + B
NO EXPUESTOS	(E -)	C	D	C + D
TOTAL		A + C	B + D	A + B + C + D

Cuando la comparación de los grupos se hace a partir de la selección de dos poblaciones diferentes, el número de individuos en las categorías de expuestos y no expuestos es estable **(ver fila de totales de la tabla 2 x 2)** ya que es determinado por el investigador. En contraste, el número de individuos que últimamente desarrollaron la enfermedad o continúan sanos, se debe al **AZAR**, ya que estará determinado en forma natural **(ver la columna de totales de la tabla 2 x 2).**

La prevalencia de la enfermedad en el grupo de expuestos, se compara en forma apropiada, con el grupo de los no expuestos, utilizando la **prueba de significancia estadística.**

Cuando los datos se presentan en forma de atributos, **la fuerza de la asociación**, entre el factor de riesgo y la enfermedad, se expresa como **riesgo relativo o como una razón de probabilidad o de disparidad (odds ratio).**

$$\text{Riesgo Relativo} = \frac{\text{Riesgo de enfermar si no se está expuesto al factor de riesgo.}}{\text{Riesgo de enfermar si no se está expuesto al factor de riesgo.}}$$

$$\text{Razón de Probabilidad} = \frac{\text{Probabilidad de que los expuestos individualmente van a tener la enfermedad}}{\text{Probabilidad de que los no expuestos individualmente van a tener la enfermedad.}}$$

Para el cálculo de medidas de **asociación** y medidas de impacto (Riesgo Atribuible) también se utilizan las **pruebas de significancia estadística.**

10.3.1.1. Variables continuas: Evaluación de resultados

Cuando la exposición y la variable responsable de la exposición son de tipo continuo y los datos se expresan en las escalas de intervalo / razón, las medidas de fuerza de la asociación entre la exposición y los resultados, se pueden obtener por medio del **análisis estadístico de regresión y de correlación.**

10.3.2. Estudios de cohorte histórico: Evaluación de resultados

La fuerza de la asociación entre el factor de riesgo y la enfermedad, se determina en igual forma que como se hace para los **estudios de cohorte prospectivos.**

10.4.3. Estudios de casos – control: Evaluación de resultados.

Como en los estudios de **cohorte prospectivo**, los datos de los estudios de **casos- control,** también pueden presentarse en una **Tabla de 2 x 2.** En este tipo de estudios, la presencia de una significancia estadística diferente en la exposición entre los individuos enfermos comparados con los controles sanos, se toma como evidencia de una asociación entre el factor de riesgo hipotético y la enfermedad.

10.3.3.1. Estudios de casos – control: Medidas de asociación

Cuando el **riesgo relativo,** no puede ser calculado directamente de los resultados de un estudio de **casos – control,** bajo ciertas condiciones, la **razón de probabilidad,** resulta ser una buena estimación de **riesgo relativo.**

Cuando la exposición y el resultado de las variables son dicotómicas o policotómicas, la **prueba estadística de Chi-cuadrada**, puede utilizarse para evaluar la significancia de la **asociación entre la exposición y el resultado.**

En el caso de variables continuas, las **técnicas de regresión y de correlación,** son los métodos estadísticos más apropiados.

10.4. ESTUDIOS TRANSVERSALES

10.4.1. Evaluación de resultados: La razón de probabilidad, es una buena técnica para medir la fuerza de asociación entre las variables dicotómicas de exposición y las variables de resultado.

La **prueba estadística Chi-cuadrada,** también se puede utilizar para evaluar la **significancia estadística** de la asociación entre el factor de riesgo sospechoso y la enfermedad. La evaluación de agentes etiológicos, factores de riesgo, medidas preventivas o terapéuticas o bien de varias políticas para promover la salud (los llamados servicios de salud), implica la comparación de por lo menos dos grupos de individuos (poblaciones) que difieran en factores etiológicos de riesgo, medidas profilácticas o terapéuticas o servicios de salud. Es imposible lograr que los grupos difieran únicamente en el factor estudiado y mantener todas las demás características homogéneas. Siempre habrá algunos factores que se presenten de modo diferente en los grupos a compararse, por lo que, con el apoyo de los conocimientos teóricos, debemos determinar si esos factores pueden o no interferir en el proceso estudiado. Si lo hacen, se denominarán factores de confusión, por confundir su efecto con el factor estudiado. Así, si en forma concomitante con el supuesto agente etiológico, varía otro factor que puede modificar la etiología, éste será un factor de confusión; si además, de que un grupo presenta el factor de riesgo y otro no, hay otro factor, en el primer grupo y no en el segundo, que influye en la patogenia, este último factor será un factor de confusión; si el grupo de pacientes con un tratamiento difiere en algo adicional al grupo que recibe otro tratamiento y si ese algo adicional puede modificar el efecto de los tratamientos en forma desigual, será un factor de confusión. **Por lo tanto, un factor de confusión es cualquier aspecto adicional a los aspectos estudiados en la comparación de grupos que cumplan con**: **1.** Estar presente de modo diferencial en los grupos por compararse, y **2.** Modificar el efecto del factor en estudio. Ahora bien, estos factores de confusión se pueden eliminar o controlar básicamente de cuatro maneras: **a)** homogeneización; **b)** bloques o igualación de atributos; **c)** aleatorización; y **d)** el análisis estadístico.

a) La homogeneización, hace que el factor no esté presente de modo diferencial en los grupos a compararse por lo que deja de ser factor de confusión, aunque limita el margen de aplicabilidad de los resultados. **b) La formación de bloques o igualación de atributos,** permite que el factor varíe dentro de los grupos, pero que su presentación sea igual en esos grupos;

de nuevo, deja de ser factor de confusión. **c) La aleatorización**, consiste en asignar al azar el factor en estudio a los elementos de los diferentes grupos. Esto tiende a homogeneizar la presentación de todas las características en los grupos, cuando éstos tienen un gran número de individuos; finalmente, el **d) Análisis estadístico,** puede eliminar el factor de confusión al suponer una forma de acción de éste y evaluar el efecto del factor en estudio en adición al del factor de confusión. En este proceso de control de factores de confusión intervienen de manera decisiva el diseño estadístico de la investigación y su análisis. El control de factores de confusión genera la llamada validez interna. El diseño de la investigación debe enfatizar la validez externa e interna; es decir, la posibilidad de extrapolar las conclusiones a otros individuos y la eliminación de factores de confusión.

10.5. ESTUDIOS EXPERIMENTALES

El trabajo experimental en epidemiologia es una prueba directa de asociación causal.

La epidemiología, debe poder verificar, por experimentos en animales o en humanos, en voluntarios o en la población, el valor de las hipótesis y los resultados de los análisis anteriores. En este ámbito, la epidemiología trabaja en estrecha relación con la microbiología, la serología, la inmunología, la clínica y la patología experimental, además de hacerlo con otros sectores de la salud comunitaria. Además de las observaciones obtenidas en poblaciones a lo largo de las etapas precedentes (descriptiva y analítica por observación), la epidemiología experimental introduce un nuevo elemento (tratamiento, vacunación, etc.) en el curso natural de un proceso de masas y estudia los resultados de dicha intervención (experimento en condiciones no controladas). Si la mencionada medida sólo interviene sobre una parte de la población seleccionada por el experimentador y la otra parte sirve de control, desarrollándose en ella el proceso de forma natural y espontánea, se trata de un experimento en condiciones controladas.

10.5.1. Experimento en condiciones no controladas: (ensayo clínico, ensayo sobre el terreno)

La introducción y la puesta en práctica de cualquier medida en salud pública, pueden considerarse como un test experimental de nuestros conocimientos sobre la enfermedad. Una vacunación a nivel de población general que origina un descenso considerable de la incidencia de una enfermedad, constituye una experiencia que verifica, en cierta forma, la eficacia de la vacuna, la organización de la vacunación, la respuesta inmunitaria de los individuos de la vacunación, etc.

En este tipo de experimentos, no se selecciona en absoluto a los individuos y forman parte de la experiencia, todos aquéllos que lo requieran.

Un ensayo clínico o epidemiológico ayuda a determinar, de forma objetiva, la exactitud del razonamiento y la eficacia de la intervención sobre el estado de salud de la población. Un ensayo que prueba la eficacia de un programa, demuestra la existencia de una relación causal.

Con respecto a los tipos precedentes de trabajo epidemiológico, el ensayo epidemiológico posee dos características técnicas: el experimentador elige quien será sometido a la intervención y quien servirá de testigo. Esto lo diferencia de un estudio analítico simple de tipo prospectivo. Se forma así un grupo experimental y otro testigo.

Una nueva terapia (o un programa de salud pública) es comparada a la mejor terapia disponible hasta entonces o a la ausencia de terapia (intervención inicial).

En resumen, un plan experimental **verdadero** es un estudio comparativo por ensayo, con determinación del estado de salud de los sujetos a priori, antes y después de la **maniobra (según Feinstein)** que hay que estudiar. Se debe comparar inicialmente el estado de todos los sujetos y grupos estudiados.

Un ensayo experimental, es un estudio en el que el experimentador no puede controlar por sí mismo la distribución de individuos en los grupos comparados, pero en el que las circunstancias reales de desarrollo del fenómeno permiten el análisis de este último como si se tratara de un estudio experimental. Este concepto se aproxima a la noción de ensayo en condiciones naturales.

10.5.2. Experimento en condiciones naturales (ensayo accidental)

Este tipo de experimento se desarrolla en una población sin que medie ningún tipo de intervención intencionada. Un **factor** (agente) aparece en la población, de forma natural o circunstancial y a continuación se observa el carácter de la enfermedad provocada, así como su propagación en los individuos dentro de sus condiciones normales de vida, por ejemplo: la explosión de la bomba atómica en Hiroshima, dio lugar a un estudio del cuadro de la enfermedad, de la irradiación, de sus variantes según el grado de exposición (distancia de las personas al epicentro de la explosión, permanencia en un medio contaminado por productos radiactivos) y de la incidencia de la enfermedad según los factores mencionados. En este caso, el encuestador no interviene para nada en la distribución de las personas dentro de los grupos de expuestos y no expuestos, por lo que en cierta medida se cumple el principio de "dos incógnitas" (doble ciego).

Cabe señalar, que los estudios experimentales se dividen en dos categorías: **en la primera,** se comparan las variaciones existentes entre las personas sometidas a un tratamiento y aquéllas que no lo han sido; **en la segunda,** se evalúan varios tratamientos a los que ha sido sometido sucesivamente una persona. **Esta última categoría se aplica sobre todo en estudios de enfermedades crónicas en las que cabe esperar un resultado relativamente inmediato. La primera categoría de estudios se aplica a fenómenos instantáneos o agudos, a programas de larga duración o cuando los resultados del programa son previsibles a largo plazo.**

El principio general de los estudios experimentales, es aplicable tanto en los estudios clínicos (ensayos terapéuticos) como en los ensayos de programas de salud comunitaria dirigidos a la población general, fuera del medio hospitalario.

10.5.3. Planificación de los estudios experimentales

Hemos visto la gran importancia que representa el minimizar los posibles sesgos a la hora de realizar los estudios. Es un objetivo al que deben tender los diferentes planes de estudio experimental (ensayos). En cualquier tipo de ensayo, dichos planes constituyen un compromiso entre: a) El plan ideal sin sesgos; b) El interés de los individuos por participar en el estudio; c) La ponderación de los riesgos y efectos indeseables del factor estudiado; d) La ponderación de los efectos de la no sumisión de las personas a la acción del factor deseado (tratamiento); e) El cumplimiento del programa; f) Las exigencias de la ética médica con respecto a los ensayos en humanos.

10.6. ENSAYOS RANDOMIZADOS

Estos ensayos garantizan la mayor validez científica del estudio minimizando el sesgo de selección de personas (fase, gravedad, pronóstico de la enfermedad, características individuales) y otros factores de confusión que puedan aparecer a lo largo del propio estudio. Las personas se distribuyen en los grupos que hay que comparar con el fin de controlar los factores de confusión no conocidos.

La calidad incuestionable de este plan únicamente se hace efectiva, si las personas elegidas aceptan participar, lo que en ocasiones sólo se queda en deseo. Puede que las personas prefieran el mejor tratamiento disponible en el momento (tratamiento testigo) o que, por el contrario, todas ellas deseen el nuevo tratamiento, del que inconscientemente esperan un efecto milagroso. También puede ocurrir que uno de los tratamientos produzca mayores efectos secundarios que los otros.

10.7. ENSAYOS CUASI EXPERIMENTALES POR COMPARACIÓN SIMULTANEA

Este género de ensayos compara series apareadas o estandarizadas según diferentes características. El apareamiento o la estandarización, se realizan con el fin de controlar los factores conocidos que puedan desempeñar un papel de confusión. El apareamiento se puede hacer entre individuos o entre grupos de personas. En este último caso, los individuos pertenecientes a cada grupo, no son necesariamente apareables, pero los grupos sí lo son, en función de las características comunes del grupo.

Cabe comentar que, otros métodos estadísticos, pueden ayudar a reforzar la validez del método cuasi experimental (regresión, análisis de covarianza, etc.).

10.9. ENSAYOS POR COMPARACIONES SUCESIVAS.

El estudio histórico que compara los efectos de un tratamiento anterior a los de un tratamiento actual, es el menos válido científicamente. Dado que incluso una comparación simultánea no es lo ideal, se puede optar por el estudio de una secuencia cruzada en varios grupos. En este último caso, la interpretación es más válida y el estudio puede realizarse con la mitad de individuos, aunque en el doble de tiempo que un estudio por comparación simultánea.

10.10. PLANES EXPERIMENTALES ABIERTOS EN CUANTO AL NÚMERO DE PERSONAS Y A LOS TIEMPOS REQUERIDOS.

El análisis secuencial, de **Bross y Armitage**, tiende a economizar al máximo el número de participantes. Las personas son reunidas por pares. Los individuos de cada par reciben uno de los tratamientos comparados. Aquel que se revele como el mejor, es anotado en un plan probabilista. Se evalúa otro par y el resultado de dicha evaluación se registra en relación al resultado del par precedente y así sucesivamente, hasta que el resultado de un par se incline de forma decisiva del lado de uno de los tratamientos en el sentido del plan gráfico.

Según **Armitage**, este tipo de trabajo es aplicable sobre todo en tres casos: 1. Cuando se trate de enfermedades agudas o crónicas en las que cabe esperar un efecto rápido del tratamiento. Los efectos del tratamiento a largo plazo se prestan peor al análisis secuencial. La misma constatación se aplica a los ensayos profilácticos. 2.Cuando se utilice un criterio decisivo e inequívoco (por ejemplo: defunciones en un estudio de supervivencia). Y 3.Cuando aparezcan problemas de organización en el caso de estudios en los que participan varios grupos de trabajo.

A nivel teórico, el mayor inconveniente del análisis secuencial, lo constituye el hecho de que sólo permite estudiar la acción de un factor. Según **Pocock**, los grupos (en vez de los individuos), pueden ser sometidos al análisis secuencial.

En resumen, un ensayo randomizado sigue siendo lo ideal frente a cualquier alternativa cuasiexperimental.

11

MEDIDAS EPIDEMIOLÓGICAS BÁSICAS

El objetivo del presente capítulo es definir y describir algunas medidas epidemiológicas habituales, sobre todo las que son relevantes para la Medicina del Trabajo. Cabe aclarar que, para muchas medidas existe más de un término, que puede tener o no idéntico significado. Como norma sólo se presenta un término para cada medida, pero cuando la terminología paralela es relevante, también mencionaremos los sinónimos.

11.1 MEDIDAS DE FRECUENCIA

Dentro de la vida común se encuentran algunos fenómenos cuyo estudio precisa de una sistematización y de los cuales se necesitan datos para su descripción. En el campo de la salud, dentro de un medio ambiente, estos fenómenos constituyen los eventos epidemiológicos, tales como la frecuencia de accidentes automoviliarios en las calles de una ciudad; el número y tipos de lesiones e incapacidades que producen; el número de personas en una ciudad o un país con tuberculosis pulmonar; la relación de pacientes tuberculosos con el total de individuos residentes en el área; la magnitud de la contaminación del aire, de las aguas, etc. Otros ejemplos de eventos epidemiológicos pueden ser las enfermedades, sus posibles causas o factores relacionados con ellas, o bien, las medidas tomadas para el control de las mismas.

La frecuencia del evento epidemiológico, debe ser medida en una determinada población o en una fracción de la misma. Se requiere entonces de una buena clasificación del evento, bien sea según las diferentes categorías observables o su cuantificación de acuerdo con las características enumerables que presenta tal evento.

Algunos eventos o hechos epidemiológicos se presentan en un momento dado; otros se deben estudiar en su secuencia en el tiempo. Por otro lado, la frecuencia de un evento epidemiológico puede medirse en forma de casos, razón, proporción, tasa y probabilidades.

11.1.1. Frecuencia absoluta, frecuencia relativa

Al hacer el recuento del número de observaciones en varias categorías o combinaciones de categorías de un evento, se puede expresar en forma de **proporción,** la que se expresa como: la relación del número de elementos en cada categoría con respecto al total. El recuento en cada categoría se llama **frecuencia absoluta** y la relación con respecto al total, se llama **frecuencia relativa.**

11.1.2. Concepto de razón, proporción y tasa

La razón y la proporción, tienen en común la relación de dos números **A** y **B,** el uno como numerador y el otro como denominador de una fracción, en la forma de **A / B**. La diferencia entre estos conceptos resulta en el significado del numerador y del denominador y de las unidades de medida en relación con los eventos que representan **A y B**, según las variables de persona, de tiempo y de lugar.

En la tasa, **el numerador,** representa el número de eventos aparecidos en el período en determinados sujetos de observación. Indica el número de sujetos que cambiaron durante el período a un evento que anteriormente no presentaban. **El numerador, expresa la velocidad de cambio del evento en los sujetos a riesgo durante el período.**

El denominador de una tasa, no se expresa en función de sujetos de observación, como en una proporción, sino en una unidad de tiempo que se determina **tiempo-persona, llamada generalmente año-persona o persona-año,** cuando el período de tiempo es de observación es sobre la base del año. Puede llamarse también **mes-persona** si la observación tiene como base el mes. En un año la observación de la aparición de 200 eventos de una enfermedad, en un grupo de 20,000 sujetos de una determinada comunidad, tendrá como numerador de la tasa los 200 eventos y como denominador el tiempo determinado por alrededor de 20,000 años-persona. La aparición de 400 eventos en un lapso de 2 años en 20,000 sujetos, tendrá como numerador de la tasa los 400 eventos y un denominador expresado en tiempo cerca de los

40,000 años-persona. De allí que **la tasa traduce la velocidad de cambio del fenómeno en determinado tiempo-persona durante un período dado.**

Según **Elandt-Johnson, el concepto de tasa, está asociado con la rapidez de cambio de un fenómeno por unidad de tiempo, definiendo así la tasa como: una medida de cambio en una determinada cantidad (y) por unidad de otra cantidad (x) que es tiempo en epidemiología**.

Dado que la velocidad de cambio de un evento se establece en un determinado período, se excluye la posibilidad de considerar como tasa la relación de casos existentes en un momento dado, con respecto a la población de una comunidad. En esta modalidad, la relación de personas enfermas de **silicosis** en un momento no se puede considerar como tasa, ya que no expresa velocidad de cambio, sino una situación estática. **Sería una proporción de trabajadores con una enfermedad, la silicosis en la población minera**

La noción de cohorte, entre otros usos, es importante para los estudios de seguimiento y el cálculo del denominador de las tasas de mortalidad y de morbilidad.

Una cohorte es un grupo de individuos que comparten una característica común. La característica común pudiera ser la edad: cohorte al nacer, cohorte de 30-34 años; también cohorte de los bachilleres en el 2005. Otros tipos de cohorte son por ejemplo: **individuos que trabajan en una fábrica**, cohorte expuesta al hábito de fumar.

Los individuos que comparten una característica común, pueden conformar la cohorte en un momento dado, o por lo contrario, pueden ingresar a la cohorte en cualquier momento después de la iniciación del seguimiento. En el primer caso, se trata de una **cohorte fija,** mientras que en el segundo, se trata de una **cohorte dinámica.**

Cohorte fija, cuando se tiene una cohorte fija, fuera de los individuos que componen inicialmente la cohorte, no hay más entradas adicionales durante el período de seguimiento. La entrada a la cohorte es única y se presenta tan sólo al principio del período de seguimiento. Los individuos que componen una cohorte, pueden salir de ella bien sea porque abandonan el estudio sin que se pueda conocer qué sucedió en ellos **(pérdida),** o bien porque tales individuos no presentan el evento o porque fallecen. Por pérdida se entiende que al final de determinado período se desconoce la situación de la persona con respecto al evento estudiado, por ejemplo: abandono del estudio, por cambio de residencia, etc.

Al calcular las medidas de frecuencia en una cohorte fija, se presentan dos opciones: la primera, medir la incidencia relativa en forma de proporciones; la segunda, medirla en forma de densidad o de tasa.

La proporción (numerador = eventos nuevos en el período; denominador = sujetos al principio del período) **sería aconsejable cuando la cohorte fija es seguida por un período corto**, o bien, cuando el movimiento de pérdidas no es muy grande (por ejemplo: cuando el denominador es relativamente estable).Cuando se trata en cambio de un seguimiento por un período largo o con gran movimiento de pérdidas, es aconsejable el uso de un denominador en términos de tiempo, lo que dará lugar a una **medida de densidad.**

Cohorte dinámica, en esta modalidad, fuera de la cohorte inicial, se tienen en cuenta las entradas (por ingreso de personas) y las salidas (por presentación del evento en estudio, o por pérdida) a lo largo del período de observación, para conformar el denominador con unidades de tiempo.

Un **año-persona**, equivale entonces al seguimiento u observación de una persona durante un período de un año. Dos individuos seguidos por un período de un año, conforman 2 "años-persona". Un individuo observado por dos años, conforma también 2 "años-persona". De la misma manera, 15 sujetos seguidos u observados durante 5 años, aportarán 75 años-persona.

11.2. TASAS CRUDAS

Los epidemiólogos distinguen dos tipos principales de poblaciones: **1. Población dinámica aquélla que tiene rotación de individuos** (la población de una ciudad o los **trabajadores de una fábrica** constituyen buenos ejemplos). La gente se traslada a una ciudad o se emplea en una fábrica o se va de la ciudad o deja su trabajo y por lo tanto, la población posee rotación, los individuos nacen y mueren por lo que se considera como una población dinámica. **2. El otro tipo de población es una cohorte**, sus miembros han sido definidos en un cierto punto en el tiempo, por ejemplo al nacer o al inicio de la investigación y permanecen en la cohorte para siempre, incluso después de muertos. En consecuencia, en una cohorte no hay rotación de individuos, es decir se trata de una población fija.

Las enfermedades se desarrollan en ambos tipos de población. La ocurrencia de enfermedades significa, por un lado, la **prevalencia** o existencia de una situación particular en una población en un punto determinado del tiempo (tener la enfermedad) o alternativamente, puede significar la **incidencia** o aparición (o desaparición) de un estado particular en una población durante un período de tiempo (contraer la enfermedad o curarse). En ambos ejemplos, las poblaciones pueden ser referidas a distintos segmentos de la misma población o como grupos de edad.

11.3. PREVALENCIA

Ya que la **prevalencia** mide la presencia de estados de enfermedad en una población (no en individuos) cuanto más larga sea la duración de la enfermedad o condición, mayor sentido tendrá la **prevalencia**. Eventos agudos, como la muerte súbita, no pueden medirse de ningún modo mediante la **prevalencia**. Los estados a que nos referimos incluyen condiciones permanentes, por ejemplo, grupos sanguíneos, estados de invalidez o enfermedades crónicas, como silicosis o diabetes. **La palabra crónica no significa necesariamente irreversible o incurable,** sino solamente que permanece mucho tiempo. Por ejemplo, en una empresa de madera, los trastornos de la espalda provocan que el 7% de los hombres se hallen de baja laboral en un determinado día. La prevalencia de este trastorno es entonces de un 7% durante este día. A pesar de que la espalda puede ser dolorosa durante largo tiempo, este trastorno generalmente mejora.

La **prevalencia**, se expresa normalmente como la **tasa de prevalencia (TP)** es decir, la proporción de personas enfermas en una población en un determinado punto en el tiempo:

$$TP = \frac{\text{Número de enfermos en el tiempo } \mathbf{t}}{\text{Número de personas en la población } \mathbf{n}}$$

Al ser una proporción, la **TP es adimensional.** Generalmente se expresa como el número de casos de enfermedad por cada 100,000, 10,000 ó 1,000 personas, dependiendo de la frecuencia de la enfermedad.

La tasa de prevalencia cuantifica la proporción de individuos con una enfermedad en la población en estudio.

Anteriormente se distinguía entre prevalencia puntual y prevalencia de período, por ejemplo, durante un año. Sin embargo, la prevalencia de período es un concepto difuso, de ahí que **el concepto de prevalencia se refiera generalmente a aquello que se detecta durante el período de estudio, sin hacer distinción entre lo que había al principio y lo que ha aparecido más tarde.** Si la condición es estable, apenas hay diferencia entre la prevalencia puntual y la de período; si la duración de la enfermedad es corta, entonces la diferencia aumenta. Se necesita, por lo tanto, un cuidadoso diseño del estudio para describir la prevalencia de manera que sea significativa para lo que pretende el estudio.

La prevalencia de una enfermedad, no debe interpretarse necesariamente como una cuestión del todo o nada. Por ejemplo, podemos clasificar la enfermedad en subcategorías de gravedad como leve, moderada o grave, pongamos por caso para la hipertensión, y estudiar la prevalencia de estos estados por separado, por ejemplo, en relación con la exposición al ruido.

11.4. INCIDENCIA

Cuando una persona contrae una enfermedad, él o ella pasa del segmento saludable de población al segmento enfermo (respecto a una enfermedad específica) o incluso sale fuera de éste si la enfermedad es mortal y la población dinámica. En una población, este movimiento de individuos del estado de salud al de enfermedad se describe mediante la **incidencia,** que es una medida de la **ocurrencia de nuevos casos de enfermedad en la población en un período de tiempo**. La incidencia puede expresarse de dos maneras. La tasa de incidencia (TI), llamada también densidad de incidencia (DI) describe el número de nuevos casos de una enfermedad en una población durante un período de tiempo respecto al total de individuos de la población.

$$TI = \frac{\text{Número de nuevos casos durante un período de tiempo}}{\text{Número total de la población durante este período}}$$

El número de individuos que componen la población del denominador puede ser, tanto su cifra media durante el período de estudio, como su tamaño en la mitad del período. Si la población es especialmente extensa, como la población de un país entero o de su capital, lo más factible es utilizar su tamaño en la mitad del período de estudio.

El tamaño de una **población dinámica**, normalmente no es constante durante todo el tiempo y tampoco cambia de forma estable. Por otro lado, una cohorte, puede definirse de manera que se pueden permitir nuevas entradas durante un período de tiempo, por ejemplo, 10 años. Entonces el denominador puede construirse primero, calculando el período de **tiempo en riesgo** para cada individuo y, después, sumando los tiempos individuales. **El tiempo en riesgo** para cada persona comienza el primer día de seguimiento y **se define como el número de años o meses en que él o ella se hallan en observación** y constituye un candidato para el evento. El seguimiento finaliza cuando el individuo sufre el primer ataque de la enfermedad (entonces ya no estará más en riesgo), o cuando se termina el estudio. Así, el denominador estará formado por la suma de los períodos de seguimiento de todos los individuos en estudio.

$$TI = \frac{\text{Número de nuevos casos durante el período de tiempo.}}{\text{Suma de los períodos individuales persona - tiempo en riesgo.}}$$

Generalmente el tiempo se expresa en personas - año, pero si el seguimiento es corto, es más factible utilizar personas-mes.

Siempre que la enfermedad se manifieste una vez finalizada la exposición (por ejemplo, cáncer) deben calcularse las personas-año independientemente de si el sujeto fue apartado o no de la exposición, ya fuese una tarea, ocupación, área geográfica u otra. Por el contrario, si el hecho de interés es súbito y relacionado en el tiempo con una exposición continuada; por ejemplo, un accidente o una intoxicación aguda. No es pertinente el cálculo de las personas-año una vez que ha terminado la exposición del sujeto. En el primer caso la población se estudiará mejor como una cohorte, y en el segundo como una población dinámica.

A veces el problema estriba en saber si varios ataques de la enfermedad en un mismo individuo deberían contabilizarse como incidencia. La respuesta es **No**; sólo se debe tener en cuenta el primer ataque. Si hablamos de un primer ataque de intoxicación por plomo, los trabajadores son candidatos a contraer la intoxicación únicamente hasta el momento en que se han intoxicado, no durante el estado de intoxicación, o después de su curación. Sin embargo, también se podría hacer un estudio sobre la recurrencia de la intoxicación por plomo entre aquéllos que ya han sufrido un episodio. Entonces, solamente los que se han recuperado del primer ataque son candidatos a la recurrencia.

A: Empezó a trabajar el 1 de enero de 1950 a los 20 años.
Aún trabaja en la fundición.

B: Empezó a trabajar el 1 de enero de 1950 a los 20 años.
Dejó el trabajo en 1959.

C: Empezó a trabajar el 1 de enero de 1950 a los 35 años.
Se jubiló en 1980.

D: Empezó a trabajar el 1 de enero de 1950 a los 20 años.
Murió en 1975.

E: Empezó a trabajar el 1 de enero de 1960 a los 20 años.
Dejó el trabajo en 1979.

F: Empezó a trabajar el 1 de enero de 1953 a los 53 años. Murió en 1967.

G: Empezó a trabajar el 1 de enero de 1972 a los 20 años. Aún trabaja en la fundición.

H: Empezó a trabajar el 1 de enero de 1956 a los 20 años. Trabajó durante 2 meses, lo dejó y volvió al trabajo en 1961. Volvió a dejar el empleo en 1966.

I: Empezó a trabajar el 1 de enero de 1951 a los 40 años. Se jubiló en 1975 y murió en 1985.

J: Empezó a trabajar el 1 de enero de 1975 a los 20 años. Aún trabaja.

TABLA 1.

Calculo de las personas – año para los trabajadores A – J en diferentes categorías de edad y década de observación.

Edad (años)	Década de observación				Total.
	1950 – 59.	1960 – 69.	1970 – 79.	1980 - 89	
20- 29	A: 10 B: 10 D: 10	E: 10 H: 5	G: 8 J: 5	G: 2 J: 5	65
30 - 39	C: 5	A: 10 B: 10 D: 10 H: 4	E: 10 H: 6	G: 8 J: 5	68
40 - 49	C: 5 I: 9	C: 5 I: 1	A: 10 B: 10 D: 5 H: 4	E: 10 H: 6	65
50 - 59	F: 7	C: 5 I: 9	C: 5 I: 1	A: 10 B: 10 H: 4	51
60 - 69		F: 8	C: 5 I: 9	C: 5 I: 1	28
70 - 79				C: 5 I: 4	9
TOTAL	56	77	78	75	286

Las personas – año en riesgo, pueden calcularse tal como se expone en la Tabla 1 (no existen criterios mínimos para el empleo, ni se tiene en cuenta el periodo de latencia). El número total de personas – año en el subconjunto es 286; como la enfermedad estudiada es el cáncer de pulmón, que tarda años en desarrollarse, las personas – año también deben calcularse después de que los trabajadores dejen el empleo (los trabajadores **B, C, E, H e I**) pero naturalmente no después de su muerte (trabajadores **D, F e I**). Si suponemos ahora, que se dispone de una muestra del 1 % de la cohorte, podemos decir que el número de personas – año ha sido 28,600. Si ahora, suponemos que se ha observado un número total de 15 casos de cáncer de pulmón, se obtiene TI = 15 / 28,600 años = 1 / 1,907 años = 52 / 100,000 años aproximadamente.

La incidencia también puede expresarse en términos de **incidencia acumulada (IA).** Esta medida es útil para poblaciones fijas, por ejemplo: cohortes. Una cohorte puede ser de tipo ocupacional, formada por trabajadores expuestos a un factor común en un cierto punto en el tiempo, o puede ser el conjunto de una población nacional nacida en un determinado año o partes de la misma. Por ejemplo, podemos estudiar la incidencia de muerte por cardiopatía isquémica durante 50 años, en los varones nacidos en México en 1940 o la población de estudio puede ser una cohorte de trabajadores de una fundición. La **IA,** expresa la proporción de la población que ha contraído la enfermedad en cuestión durante un determinado período de tiempo.

$$IA = \frac{\text{número de nuevos casos durante un período de tiempo.}}{\text{número de individuos en riesgo al inicio del período.}}$$

La **IA**, habitualmente se expresa en forma de porcentaje: por ejemplo: el 14% de los hombres nacidos en México en 1940, murieron por infarto de miocardio antes de cumplir los 50 años.

Ejemplo: Supongamos que se estudia la incidencia de cáncer de pulmón durante 30 años, en una cohorte de 2,704 trabajadores de una fundición estudiados entre 1951 y 1980. Supongamos que han ocurrido 78 casos de cáncer. Entonces,

IA 30 = 78/2,704 = 0,029 = **3% aproximadamente**

La incidencia acumulada expresa la proporción de una población, definida al comienzo, que ha experimentado la enfermedad bajo estudio, durante un período de tiempo determinado.

La **IA**, es una función de la **TI específica** por unidad de tiempo y de la duración del seguimiento. Incluso si dicha **TI** permanece constante durante el seguimiento, la **IA** aumenta con el tiempo, debido a que conforme éste transcurre, contraen la enfermedad más individuos. Las muertes debidas a otras causas que se han producido durante el seguimiento distorsionan la estimación de la **IA**, sobre todo cuando el tiempo de seguimiento es largo; su efecto debe tenerse en cuenta.

Si se asume que la enfermedad es rara entre la población en estudio y que tanto la **TI** como la duración media de la enfermedad son constantes en el tiempo, **existe una relación entre la prevalencia, la incidencia y la duración.**

P = I x D
en donde
P = prevalencia
I = incidencia
D = duración media.

Ejemplo: Supongamos que se producen 120 casos de resfriado común entre 750 trabajadores en el mes de abril, que la incidencia es constante y que la duración media (baja por enfermedad) es de 7 días.

I = (120/750)/mes = 0.16/mes
D = 7 días/30 días = 0.23 meses.
        y

$$P = \frac{0.16 \times 0.23 \text{ meses}}{1 \text{ mes}} = \textbf{0.001}$$

En otras palabras, un **0.01% de la plantilla laboral**, o sea unos 2.7 trabajadores, se hallan de baja por enfermedad, debido a resfriado común cada día del mes de abril.

Si la duración media no es constante, por ejemplo, si hay dos evoluciones diferentes de la enfermedad, una sin y otra con complicaciones, los casos prevalentes estarán sobre-representados en aquélla que tenga la duración más larga.

11.5. RAZÓN DE TASAS Y DIFERENCIA DE TASAS

La **TP** y la **TI** describen la frecuencia de una determinada enfermedad en una población. Son medidas completamente descriptivas. Para que tengan un significado científico deben compararse con algún valor de referencia. La **TP**, la **TI** y la **IA** pueden compararse dividiendo la medida en el grupo de exposición por la de un grupo de referencia. En consecuencia, la **razón de tasas (RR)** es la tasa del grupo expuesto **(R exp.)** dividida por la tasa del grupo de referencia

   (R ref.)

   o

   RR = R exp. / R ref.

Sinónimos habituales de la razón de tasas son: **razón de riesgos y especialmente, riesgo relativo. Por los motivos expuestos antes, el término tasa es más correcto que el de riesgo como medida poblacional.**

Ejemplo: Supongamos que el tema que estudiar es la tasa de mortalidad por enfermedad coronaria en los trabajadores expuestos a disulfuro de carbono. Tanto el grupo expuesto como el grupo de referencia comprenden 343 hombres al comienzo del estudio. Se asume que después de 8 años de seguimiento han muerto de enfermedad coronaria 20 hombres expuestos y 9 del grupo de referencia. Por ello:

   $\hat{IA}_8$ para los expuestos = 20 / 343 = 0.058 = 5.8%

   $\hat{IA}_8$ para el grupo de referencia = 9 / 343 = 0.026 = 2.6%
   RR = 0.058 / 0.026 = 2.23

El riesgo relativo, es la tasa del grupo de expuestos dividida por la del grupo de referencia.

Si el **RR es mayor que 1**, la morbilidad del grupo de exposición es más elevada que la del grupo de referencia y el riesgo individual de contraer la enfermedad es, como consecuencia, más alto para cada persona que para cada una de referencia. Si el **RR es menor que 1,** la morbilidad en el grupo de exposición es menor y el riesgo de cada individuo expuesto es menor. Siempre que el estudio sea válido y suficientemente extenso, se puede postular que la exposición en cuestión causa la enfermedad en el primer caso y la previene en el segundo.

El **RR es un estimado puntual (la mejor estimación)** y por ello varía aleatoriamente. Si se repitiera el mismo estudio, el **RR** estimado, seguramente sería diferente, debido a esta variación aleatoria. Para hacerse una idea de los límites de esta variación, se puede calcular un **intervalo de confianza (IC),** para el **RR.** El **IC,** es un recorrido de valores entre cuyos límites se halla, con una determinada probabilidad, el **verdadero valor del RR.** Generalmente se expresa como un intervalo del 95% y a veces del 99%; sin embargo, **si la hipótesis contrastada es unilateral (la exposición sólo puede causar la enfermedad, pero no prevenirla), se prefiere un intervalo del 90%. Si el límite inferior del intervalo de confianza es mayor que 1, el RR (promedio) es estadísticamente significativo para el nivel de confianza escogido.**

El intervalo de confianza señala los límites del recorrido de la variación aleatoria del RR.

La diferencia absoluta entre dos medidas de morbilidad, es decir, **la diferencia de tasas (DT)**, también se conoce como **diferencia de riesgos o riesgo atribuible y se obtiene restando la tasa de los expuestos de la del grupo de referencia,**

$$IC_{95} = DT = T_{exp.} - T_{ref.}$$
El IC de la DT se calcula de la siguiente manera:
$$IC_{95} DT (1 \pm 1,96 / X).$$

La diferencia de tasas se calcula restando la tasa del grupo de referencia de la del grupo expuesto.

11.6. ODDS RATIO

Hasta ahora, hemos presentado las medidas típicas de los **estudios de cohorte y de los transversales. En los estudios de casos y controles,** no se pueden obtener estimaciones directas de la **TP** o de la **TI.** En su lugar, las comparaciones se refieren a las diferencias en las frecuencias de exposición entre casos y controles. Así, **se puede calcular un estimado indirecto del RR.** En resumen, los pacientes que presentan la enfermedad en estudio (los casos) se seleccionan a partir de la base del estudio. Una muestra de personas sin la enfermedad se utiliza como grupo de referencia, estos, constituyen los controles o referentes. Seguidamente se recogen los antecedentes de exposición, tanto respecto a una exposición concreta, por ejemplo, los disolventes hidrocarbonados clorados, como respecto a todas las exposiciones relevantes, por ejemplo, la historia laboral completa. A continuación se procede a clasificar y codificar las exposiciones, y los casos y los controles se clasifican como expuestos y no expuestos respecto a una exposición en un tiempo. Deben fijarse unos criterios mínimos de exposición. Entonces, se divide el número de casos expuestos por el de no expuestos y el número de controles expuestos por el de no expuestos. El resultado obtenido es la respectiva **odds** de haber sido expuesto en los casos y en los controles. A partir de estas odds se calcula la **odds ratio (OR)** de la siguiente manera:

$$OR = \frac{\text{Casos expuestos/casos no expuestos}}{\text{Controles expuestos/controles no expuestos.}}$$

11.7. MEDIDAS ESTANDARIZADAS DE MORBILIDAD

La morbilidad de una población depende de sus características específicas, especialmente de su distribución de edades, sexo, grupos sociales y razas. También puede depender del momento cronológico del estudio. La edad es un importante determinante de la morbilidad, especialmente para las enfermedades degenerativas crónicas y las neoplasias. Para muchos procesos se observan tasas de morbilidad diferentes entre hombres y mujeres, tales como la enfermedad coronaria, diversos tipos de cáncer y la úlcera péptica. Para otras, en cambio, no existen diferencias por sexo, por ejemplo, para la mayoría de las enfermedades infecciosas. La morbilidad suele ser superior en los estratos sociales más bajos. En países multirraciales, como Estados Unidos, la raza también es un importante determinante de la morbilidad. Las diferencias en la morbilidad encontradas entre diferentes grupos étnicos son, en gran parte, explicables por factores sociales. La religión, puede ser también un factor importante; así, por ejemplo, las enfermedades relacionadas con el alcohol son raras entre los musulmanes. En los últimos 50 años, muchas enfermedades han experimentado cambios en su frecuencia. Por ejemplo, en los países desarrollados la tuberculosis ha disminuido, mientras que el cáncer de pulmón ha aumentado, al principio en los hombres y más tarde en las mujeres. En muchos países industrializados, las enfermedades coronarias aumentaron hasta entrados los años 70 del siglo XX, en que se estabilizaron; posteriormente, en los 80, del mismo siglo, empezaron a disminuir.

Estas características poblacionales deben tenerse siempre en cuenta a la hora de comparar tasas de morbilidad. Las medidas crudas, describen a la población sin tener en cuenta estos aspectos. Tal como se ha mencionado antes, **una tasa cruda** se calcula de forma sencilla al dividir el número de casos por el número de personas o de personas-año de la población. **La razón de tasas y la diferencia de tasas,** ambas crudas, se calculan de acuerdo con el mismo principio; sin embargo, debe tenerse en cuenta que las medidas crudas de dos o más poblaciones son similares, lo cual ocurre raramente. Por lo tanto, **las medidas crudas deben ser ajustadas o estandarizadas para que la comparación tenga sentido.**

Ajustar, significa que alguna distribución, por ejemplo, las distribuciones de edades del estudio y de la población de referencia, se modifican artificialmente de forma que correspondan a una distribución común y estándar de edades. Por ejemplo, si se quiere estudiar la mortalidad de la población en estudio, primero se debe estar seguro de que la estructura de edades de esta población corresponde a la de la población de referencia. Si esto no es así, lo cual suele ser lo más frecuente, debe ajustarse. **Este ajuste se llama estandarización por edad,** lo que significa que la distribución por edades de ambas poblaciones son ajustadas de acuerdo con una distribución por edades común. Esta distribución común puede ser la de la población en estudio, la de referencia o una combinación de ambas. Cualquier población puede, en principio, ser usada como estándar y muchas poblaciones pueden ser estandarizadas con la misma población estándar.

TABLA 2.
Mortalidad de dos poblaciones hipotéticas, por ejemplo, durante 5 años.

EDAD (años)	Población Total.		Número de muertes		Tasa de mortalidad Por 1.000	
	Expuesta	Referencia	Expuesta	Referencia	Expuesta	Referencia
30 – 39	3,000	1,000	15	5	5	5
40 – 49	2,000	2,000	20	10	10	5
50 +	1,000	3,000	20	39	20	13
Población Total	6,000	6,000	55	54	9.2	9.0

En Medicina del Trabajo, generalmente se prefiere como **estándar**, la distribución por edades de la población de expuestos, debido a que en ella se produce el fenómeno de interés. También pueden hacerse ajustes por otros factores con la finalidad de controlar el sesgo de confusión.

La estandarización, es uno de los métodos de ajuste; este, puede ser directo o indirecto. El siguiente ejemplo, se refiere a la estandarización directa de una tasa de mortalidad. En él la estandarización se efectúa por edad y se toma como estándar la distribución por edades de la población expuesta. La distribución estándar se aplica como peso o ponderación a las incidencias **(tasas de mortalidad)** de cada subcategoría de edad de la población de referencia. De esta manera, el número observado de casos de cada categoría de edad de la población de referencia, se ha cambiado a lo que debería haber sido, si su distribución de edades hubiera sido la misma que la de la población expuesta. Las tasas pueden ahora compararse directamente para cada categoría de edad y para la población global; en esta forma, se obtendría la **razón de las tasas estandarizadas (RTE).**

Ejemplo: Supongamos que se desea comparar la mortalidad de dos poblaciones con diferente estructura de edades. Las características de estas poblaciones se muestran en la Tabla 2.

En razón a la sencillez se utilizan dos poblaciones de igual tamaño, y con un número total de muertes similar en cada una. **Las tasas crudas de mortalidad son 9.2 y 9.0 por 1.000**, respectivamente. Dado que la estructura de edades de ambas poblaciones es diferente (la población de referencia es más anciana) las tasas crudas no son comparables. Para conseguir su comparabilidad, se ajusta de forma artificial la estructura de edades de la población de referencia para que sea similar a la población expuesta (estandarización directa, ver más adelante), usando esta última como estándar. El ajuste se lleva a cabo calculando el número de muertes que deberían haber ocurrido en la población de referencia si hubiese tenido, por un lado, las mismas tasas de mortalidad específicas por edad que fueron observadas en ella y, por otro, la distribución de edades de la población expuesta.

Población expuesta: $(0.005 \times 3.000) + (0.010 \times 2.000) + (0.020 \times 1.000) = 55$

Estas cifras son las observadas, ya que se ha utilizado la población expuesta como estándar.

Población de referencia: $(0.005 \times 3.000) + (0.005 \times 2.000) + (0.013 \times 1.000) = 38$

Aquí las tasas son las observadas, pero el número de personas en cada grupo de edad se ha ajustado artificialmente para que corresponda a la distribución en la población expuesta.

Las tasas de mortalidad estandarizadas de forma directa, pueden calcularse de la siguiente manera:

Población expuesta: (55/6,000) x 1.000 = 9.2% (exactamente igual que en la Tabla 2)

Población de referencia: (38/6,000) x 1.000 = 6.3% (usando la tasa estandarizada)

Razón de Tasa Estandarizada **(RTE)** = 9.2 / 6.3 = 1.46

Mientras que la estandarización directa usa unos pesos proporcionales a los tamaños de cada categoría de edad de la población estándar, la estandarización indirecta es un método en el cual el estándar proporciona un conjunto de tasas en vez de una distribución de pesos. Este conjunto es aplicado a la distribución por edades de la población de interés, la población expuesta. **La estandarización indirecta,** genera una **tasa esperada** o cifra esperada para la tasa cruda (número de casos observados en la población en estudio).

La estandarización es el ajuste de dos o más tasas a una distribución común.

La razón estandarizada indirecta más conocida y más usada es la **razón de mortalidad estandarizada (RME).** Tradicionalmente, se utiliza cuando se compara la mortalidad de un grupo expuesto con la de la población general.

RME = O / E X 100

Donde

O = número de casos observados en el grupo expuesto

E = número de casos esperados en la población expuesta, según la mortalidad (morbilidad) de la población de referencia

Generalmente la razón O / E se multiplica por 100 y por esto **la RME es 100 veces el RR.** Si la RME es mayor que 100, la mortalidad en el grupo expuesto se halla aumentada. Una RME menor que 100 es más difícil de interpretar, en especial si se ha usado la población general como población general como población de referencia, debido a que por lo general diversos factores extraños hacen disminuir la tasa de mortalidad observada entre los trabajadores.

La razón de mortalidad estandarizada es una razón estandarizada indirecta que describe la mortalidad de una población expuesta en relación con la de la población general.

Existen otras medidas de morbilidad que pueden compararse de manera similar siempre que se disponga de los valores esperados. La abreviación **RME** también se usa algunas veces para designar la **razón de morbilidad estandarizada**, cuando se comparan otras medidas de morbilidad. Es preferible usar el término **razón de incidencia estandarizada (RIE),** que puede emplearse tanto para las razones estandarizadas de forma directa, como indirecta.

Dos o más razones de mortalidad estandarizada no pueden compararse directamente porque no han sido estandarizadas mutuamente.

11.8. MORTALIDAD PROPORCIONAL

A veces, los registros de una población expuesta son tan deficientes que no pueden calcularse las personas-año. Entonces, no es posible calcular la RME, ni cualquier otra medida absoluta de mortalidad, porque no se dispone de ningún denominador. En tal caso, no pueden ser estimadas la tasa total de mortalidad ni las tasas absolutas de mortalidad por causas específicas; sin embargo, si se dispone de los certificados de defunción, se puede estudiar la mortalidad por causas específicas en términos relativos, comparando la proporción de muertes debida a una causa específica en el grupo expuesto con la de la población de referencia. De ello deriva la **razón de mortalidad proporcional (RMP).** Generalmente se usa la población general como población de referencia. Los datos sobre la población general pueden obtenerse de las estadísticas de mortalidad nacional (o regional). La **RMP**, debería estandarizarse por edad y período de tiempo; esta, se calcula de la siguiente manera:

$$RMP = \frac{a / (a+c)}{b / (b+d)}$$

Donde **a** = número de muertes en la población expuesta debidas a la causa en estudio.

b = número de muertes en la población de referencia debidas a la causa en estudio.

c = número de muertes en la población expuesta debidas a las restantes causas.

d = número de muertes en la población de referencia debidas a las restantes causas.

A pesar de que la **RMP**, es fácil de calcular y que a veces es la única alternativa, debemos conocer sus puntos débiles. **Primero,** incluso si la mortalidad total de la población en estudio ha aumentado, la proporción de muertes debidas a una sola enfermedad puede no ser elevada. Realmente, la tasa absoluta de esta enfermedad, puede ser más alta que en la población de referencia, pero debido a que la mortalidad total también es alta, la proporción no se modifica necesariamente. En **segundo** lugar, la mortalidad proporcional de la enfermedad en estudio se halla influida por cambios en la mortalidad por otras causas. Si el conjunto de **"c"** aumenta, el de **"a"** disminuye, independientemente de si la exposición en estudio ha tenido o no influencia en **"a".** En otras palabras, si una causa de muerte está sobre representada, entonces algunas otras deberán estar infrarrepresentadas. Cuanto más frecuente sea **la otra causa,** mayor será su efecto.

11.9. ASOCIACIONES EXPOSICIÓN - EFECTO Y EXPOSICIÓN - RESPUESTA

Cuando se ha establecido una **relación cualitativa** entre dos fenómenos: la **exposición y la morbilidad,** el siguiente paso es investigar su **relación cuantitativa,** por ejemplo, cuánta enfermedad produce diferentes niveles de exposición. Esta información es de fundamental importancia para la fijación de estándares en **Higiene Industrial**

En el terreno de la farmacología, la relación cuantitativa se basa en el conocimiento de la dosis. Sin embargo, en el campo de la Medicina del Trabajo, generalmente no se conoce la dosis y por ello, **el concepto de exposición es más pertinente que el de dosis**. Aunque los términos efecto y respuesta con frecuencia se usan como sinónimos en Epidemiología, en Toxicología y Farmacología, tienen significados distintos y, al menos en la Epidemiología aplicada a la Medicina del Trabajo, existen motivos para hacer una distinción entre ambas.

Un grupo de trabajo sobre toxicología de los metales, en su reunión de Tokio en 1974, **definió efecto, como el cambio biológico causado por una exposición.** Cuando se conocen los valores numéricos de la exposición y del efecto, se puede calcular la asociación exposición - efecto. La asociación entre la concentración de plomo en sangre, por un lado y la concentración de ácido aminolevulínico **(AAL)** en orina, por otro, nos puede servir como ejemplo. A partir de esta asociación puede estimarse el nivel medio de excreción de AAL en orina, en relación con cualquier nivel medio de plomo en sangre. Este mismo grupo de trabajo **definió respuesta, como la proporción de individuos de una población que presentan valores indicativos de un efecto anormal.** Cuanto más alto sea el nivel de exposición, más elevada será la proporción de individuos con valores anormales. **Esta relación se llama asociación exposición - respuesta.**

La asociación exposición – efecto, describe el efecto medio para cada nivel de exposición. Como ninguna población es homogénea, esta descripción puede conducir a error. La **asociación exposición-respuesta**, muestra las variaciones individuales con mayor **sensibilidad,** porque describe la proporción de la población que tiene reacciones anormales para cada nivel de exposición. Es necesario definir el término **anormal** a la hora de describir la conexión entre exposición y morbilidad en lo que se refiere a la **relación exposición - respuesta.** En el caso de una respuesta del todo o nada, como es el caso del cáncer o de cualquier muerte por dicha causa, no hay problema, pero en el caso de variables continuas, como el nivel de colesterol o la excreción urinaria de AAL, debe contarse con un punto de corte.

La epidemiología cuantitativa tiene utilidad científica y práctica. El conocimiento de las asociaciones exposición-efecto y exposición-respuesta contribuye a la comprensión de un problema científico. Este conocimiento es también fundamental para el establecimiento de normas y estándares en Higiene Industrial.

El establecimiento de estándares tiene dos etapas: **La primera,** implica la evaluación del conocimiento científico biomédico en términos cuantitativos. Con base a esta evaluación, se pude definir un nivel de exposición segura. El concepto de **segura**, tiene varias definiciones. Una de ellas, es que no debe detectarse ningún efecto adverso en el nivel definido como seguro. Entonces, este nivel puede usarse como el límite de exposición basado en la salud.

Un **estándar administrativo,** no solamente es científico, sino también una decisión tecnológica, económica y social. Es un compromiso administrativo, diferente en los distintos países, mientras que el **estándar basado en la salud**, tiene una función más universal y es únicamente biológico. **En la fijación de estándares administrativos, puede aceptarse un cierto nivel de riesgo o más bien se tolera. En tales situaciones, la decisión es totalmente diferente del proceso científico de definir un estándar basado en la salud.** El científico, naturalmente, debería también participar en el procedimiento social, pero sólo como consejero, no como artífice de decisiones.

11.10. SENSIBILIDAD Y ESPECIFICIDAD

Toda población, está compuesta por individuos que o bien tienen determinada enfermedad o bien se hallan libre de la misma. Al medir ciertos indicadores de la supuesta enfermedad, se intenta, clasificar correctamente a los individuos, es decir, definir a las personas enfermas como enfermas y a las sanas como sanas (en relación con la enfermedad específica). Este es un tema de gran importancia en los estudios de investigación epidemiológica y también en la práctica de la Medicina en el Trabajo, en la que se realizan programas de **cribaje, para detectar enfermedades relacionadas con el trabajo.**

Si el indicador de la enfermedad es bueno para identificar a las personas enfermas, se dice que es **sensible. La sensibilidad, es la propiedad de producir un resultado positivo, cuando la enfermedad se halla presente,** es decir, la probabilidad de detectar esta enfermedad. Así:

$$\text{SENSIBILIDAD} = \frac{\text{Personas enfermas clasificadas como enfermas.}}{\text{Personas verdaderamente enfermas.}}$$

Si por otro lado, el indicador de la enfermedad es bueno para identificar a las personas sanas, se dice que es **específico. La especificidad, es la propiedad de producir un resultado negativo cuando la enfermedad se halla ausente,** es decir, la probabilidad de que la prueba clasifique correctamente a las personas sanas, en relación con la enfermedad específica. Así:

$$\text{ESPECIFICIDAD} = \frac{\text{Personas sanas clasificadas como sanas.}}{\text{Personas verdaderamente sanas.}}$$

No obstante lo anterior, ninguna prueba es perfecta, y por lo tanto, personas sanas pueden ser clasificadas como enfermas. Estos errores de clasificación se llaman **falsos positivos.** Asimismo, algunas personas enfermas pueden ser clasificadas como si no tuvieran la enfermedad; tales errores de clasificación se les conoce como **falsos negativos. Un indicador sensible, identifica fácilmente a los verdaderos positivos,** es decir, a las personas enfermas, pero también tiende a originar resultados falsamente positivos. De igual forma, **una prueba específica,** identifica correctamente a los que no tienen la enfermedad, **pero también tiende a originar resultados falsamente negativos.**

Un indicador sensible puede originar resultados falsos positivos y un indicador específico resultados falsos negativos.

La sensibilidad y la especificidad, generalmente se hallan interrelacionadas; es decir, cuanto más elevada sea la sensibilidad, más baja será la especificidad y viceversa. Dependiendo de la naturaleza del problema, se deberá escoger entre una elevada sensibilidad o una elevada especificidad, pero ambas propiedades a la vez, por lo general no pueden alcanzarse.

En resumen, cuanto más alta es la sensibilidad, más baja será la especificidad; cuanto más alta sea la especificidad, más baja será la sensibilidad.

12

GENERALIDADES SOBRE INVESTIGACIÓN EPIDEMIOLÓGICA

La Epidemiología desempeña un papel importante en la administración de Salud Pública como base para la adopción de decisiones. Por otro lado, la investigación epidemiológica es decisiva en el estudio científico de las relaciones de ocurrencia entre las manifestaciones de las enfermedades y sus determinantes. No obstante, los métodos de investigación en estas dos áreas difieren en algunos puntos.

La investigación epidemiológica generalmente se clasifica en:

Epidemiología descriptiva.
Epidemiología etiológica o analítica.
Epidemiología de intervención o experimental.

Se podría discutir si la **epidemiología de intervención,** debe hallarse al mismo nivel jerárquico que las otras dos categorías. La epidemiología de intervención puede ser considerada como uno de los métodos para resolver problemas etiológicos.

La epidemiología descriptiva, se interesa por la presencia de la enfermedad o de sus manifestaciones en poblaciones diferentes, sin ningún propósito de interpretación causal de asociaciones. Por ejemplo, es interesante conocer la relación entre edad y dolor lumbar, o entre cefaleas y el hecho de trabajar en ciertos departamentos de una fábrica, sin ninguna ambición de interpretación causal. Alguien puede estar interesado en conocer la frecuencia de hipertensión arterial en un lugar de trabajo, con la finalidad única de determinar los recursos necesarios para la implantación de un programa de control de la misma. **En el ámbito de la Medicina del Trabajo**, los estudios descriptivos pueden ser orientados al estudio del diagnóstico de los lugares de trabajo o de grupos ocupacionales, la identificación de problemas de salud relacionados con el trabajo, la monitorización de los cambios en las condiciones de trabajo y la determinación de los valores normales para las variables bioquímicas o para concentraciones de xenobióticos (productos químicos extraños) en el organismo humano. Se dice a menudo que la epidemiología descriptiva puede generar hipótesis para la investigación etiológica; sin embargo, en este caso, el límite entre descriptivo y etiológico no está claro.

La epidemiología etiológica, investiga la causalidad de la relación de ocurrencia entre enfermedades y factores genéticos o ambientales (los determinantes). La relación más simple es la asociación cruda, que significa que los factores que la distorsionan o la modifican todavía no han sido identificados. Una asociación cruda no da una imagen completa, o ni siquiera correcta de la relación de ocurrencia. Una relación puede modificarse por muchos factores, por ejemplo, la inmunidad o la susceptibilidad, otros determinantes concomitantes de la enfermedad y muchos más. Estos modificadores del efecto también deben medirse y sus efectos ser valorados para obtener una imagen más completa de la naturaleza de la relación de ocurrencia. Además, esta relación puede distorsionarse por factores extraños, errores sistemáticos como los llamados de confusión, que deben controlarse en el estudio para reflejar la correcta naturaleza de la relación. Tanto los modificadores de efecto como los de confusión, deben ser valorados y tenerlos en cuenta en el estudio de las relaciones causales. Debemos hacer hincapié en que la causalidad de una relación no puede observarse directamente, sino que debe inferirse y las inferencias son abstractas. Este tipo de estudios, también se ocupa de la existencia real de una relación de ocurrencia entre dos fenómenos, el factor determinante y la enfermedad, es decir, investiga si una determinada exposición causa cierta enfermedad. En Medicina del Trabajo, este tipo de epidemiología, investiga la relación entre exposiciones ocupacionales (en un sentido amplio), por un lado y enfermedades, síntomas y trastornos funciones, por otro. Una vez que se ha establecido su conexión cualitativa, la epidemiología investiga las relaciones dosis-efecto y dosis-respuesta existentes entre exposición y enfermedad; es decir, cuánta enfermedad es causada por diferentes niveles y duraciones de la exposición. En Medicina del Trabajo, este tipo de investigación se utiliza principalmente con el fin de establecer bases científicas para normas y estándares de higiene laboral.

La epidemiología de intervención, cuando se aplica para resolver problemas etiológicos, estudia los efectos de los cambios de las condiciones de exposición en la morbilidad. La epidemiología de intervención tiene cierta semejanza con la investigación experimental (de ahí que se le llame a menudo epidemiología experimental), pero mientras no se pueda llevar a cabo la randomización, difiere en su aspecto principal de la verdadera investigación experimental. La epidemiología experimental se puede utilizar para estudiar si la asociación observada entre dos fenómenos es realmente causal. Si un cambio en la exposición cambia la morbilidad, la probabilidad de causalidad en la relación es más plausible. Mediante métodos epidemiológicos de intervención también se puede estudiar la eficacia de programas de asistencia sanitaria. Debemos señalar que son pocos los estudios de intervención publicados en el terreno de la Medicina del Trabajo.

12.1. TIPOS DE INVESTIGACIÓN EPIDEMIOLÓGICA

El tipo o constructo de la investigación, se elige en función de las características del problema con sus objetivos y de acuerdo con los recursos disponibles.

Considerando, que para un investigador en epidemiología es difícil el decidir sobre el diseño de toda investigación, a continuación proponemos ocho tipos de investigación epidemiológica, tomando como referente cuatro criterios para clasificar las investigaciones propuestas:

1. **De acuerdo al periodo en que se capta la información.**

    a) **RETROSPECTIVO**

        La información se obtuvo con anterioridad a la época de la planeación del mismo. La información se captó en el pasado con fines ajenos a los de la Investigación.

    ✓ **RETROSPECTIVO PARCIAL.**

        Parte de la información se obtuvo antes de la planeación y otra parte de la información después. Para fines de clasificación, se considera retrospectivo.

    b) **PROSPECTIVO**

        La información se captará de acuerdo a los criterios del investigador y para los fines de la investigación, después de la planeación de ésta.

2. **De acuerdo con la evolución del fenómeno estudiado.**

a) **LONGITUDINAL**

La o las variables involucradas, se miden en varias ocasiones. Implica el seguimiento para estudiar la evolución de las unidades en un periodo.

b) **TRANSVERSAL**

Las o las variables, se miden una sola vez; se miden las características de uno o más grupos de unidades en un momento dado, sin pretender evaluar la evolución de las unidades.

3. **De acuerdo a la comparación de poblaciones.**

a) **DESCRIPTIVO**

Se trata de una sola población, la que se pretende describir en función de un grupo de variables y respecto a la cual no hay hipótesis comparativa que especifique la asociación entre una pareja de variables o bien, una relación de causalidad. Puede haber hipótesis descriptivas sobre la presentación de las variables en la población o una búsqueda sistemática de asociaciones entre varias parejas de variables dentro de la población.

b) **COMPARATIVO**

Se trata de dos o más poblaciones que se definan en función de una relación de causalidad. Si las poblaciones se integran considerando dos o más variantes de un factor causal, se le denomina de causa-efecto. Si las poblaciones se conforman por la presentación de variantes del factor considerado como efecto, se denomina de efecto a causa.

4. **De acuerdo con la interferencia del investigador con el fenómeno que se estudia.**

a) **OBSERVACIONAL**

El investigador sólo puede medir el fenómeno, pero no modifica a voluntad propia ninguno de los factores que intervienen en el proceso. Pueda ser que el proceso de medición requiera instrumentos y manipulaciones, pero no se determinan o modifican a voluntad las variantes del factor causal.

b) EXPERIMENTAL

El investigador modifica a voluntad una o algunas de las variables del fenómeno; generalmente modifica las variables consideradas como causales dentro de la causalidad hipotética.

Con estos cuatro criterios configuramos los ocho tipos de investigación:

1. Encuesta descriptiva: Observacional, prospectivo o retrospectivo, transversal y descriptivo.
2. Encuesta comparativa: Observacional, prospectivo o retrospectivo, transversal y comparativo.
3. Revisión de casos: Observacional, retrospectivo, longitudinal y descriptivo.
4. Casos y controles: Observacional, retrospectivo, longitudinal y comparativo de efecto a causa.
5. Perspectiva histórica: Observacional, retrospectivo, longitudinal y comparativo de causa a efecto.
6. De una cohorte: Observacional, prospectivo, longitudinal y descriptivo.
7. De varias cohortes: Observacional, prospectivo, longitudinal y comparativo.
8. Experimento: Experimental, prospectivo, longitudinal y comparativo.

Los estudios observacionales y comparativos, han sido llamados pseudoexperimentos o cuasiexperimentos, por no ser experimentales pero tener objetivos semejantes a ellos; es decir, la contrastación de una hipótesis de causalidad.

Con relación a las hipótesis de causalidad, es necesario señalar que se ha abandonado la pretensión de establecer siempre causas y efectos únicos y se conceptualizan relaciones de causalidad no determinística, como la que involucra los factores de riesgo de un padecimiento. Por ser de sumo interés, transcribimos un cuadro de Wulff (1976).

12.2. CRITERIOS PARA LA SELECCIÓN DE UN DETERMINADO TIPO DE ESTUDIO EPIDEMIOLÓGICO

El diseño de una investigación epidemiológica implica el tipo de estudio que mejor convenga, según la finalidad deseada, la eliminación de sesgos, el control de factores de confusión, la precisión del estudio, etc. En general, obedece a ciertas consideraciones:

A) Cuando no se tiene luz suficiente sobre un evento epidemiológico y las variables relacionadas con él, un buen estudio descriptivo es lo aconsejable. El papel de este estudio es explorar categorías de variables de interés epidemiológico para seguir la exploración de dicho evento y plantear relación con otros eventos que pueden ser subsiguientes o precedentes, los cuales podrían ser, respectivamente, efecto o factores de riesgo, según las circunstancias. Una mejor exploración podría aportar más evidencia con respecto a las variaciones en las características de persona, tiempo y lugar, para seguir estrechando el campo hasta llegar a verdaderas categorías de pleno interés. Estas exploraciones descriptivas específicas, no solamente sirven para plantear hipótesis de causalidad, sino también para aclarar con más precisión, o demostrar hipótesis previamente formuladas.

B) Cuando se tiene mayor conocimiento de un factor de riesgo y de un efecto, en forma independiente y se tiene un indicio o sospecha previa de la acción del factor de riesgo, el camino siguiente puede ser o de un estudio de observación o de un estudio de intervención.

El decidirse a escoger una alternativa depende de lo siguiente:

Cuando se dispone de facilidades, no contrarias a la ética y es factible determinar el efecto en un tiempo prudencial sin que dicho evento sea muerte, ni enfermedades invalidantes, se recurre al estudio de intervención. Pero son realmente pocas las oportunidades en donde se pueden averiguar las relaciones de un factor de riesgo en forma experimental, por razón de la incertidumbre en la gravedad de la enfermedad o efecto y del problema de ética.

Lo ideal sería un estudio de intervención, pero en su defecto se busca la aproximación a la inferencia causal por el estudio de observación, también llamado analítico. Este procedimiento, como se sabe, va de la causa al efecto, o del efecto a la causa, según si se trata, respectivamente, de estudio de "cohorte" o de "casos y controles". Dentro de las dos modalidades del estudio de observación, el más apropiado depende de las condiciones del estudio, del efecto y del factor de riesgo.

C) Presumiendo de buenos registros, se hacen las consideraciones siguientes sobre los componentes del estudio de observación:

Cuando **la incidencia y/o prevalencia de la enfermedad es alta**, es más aconsejable un estudio de **"cohorte",** ya que se necesita un tamaño de muestra no muy grande de individuos expuestos o no al factor de riesgo, para obtener una respuesta suficiente del efecto, con una diferencia significativa entre grupo de estudio y grupo testigo.

En **enfermedad con incidencia o prevalencia baja,** aunque la duración pueda ser larga, es conveniente un estudio de **"casos y controles"**, ya que un estudio de "cohorte" exigirá un tamaño de muestra muy grande para la determinación del efecto necesario para obtener una diferencia significativa.

Cuando el factor de riesgo es fácilmente detectable para sujetos con o sin efecto, como en historias de Seguridad Social u otros tipos de registros, se tienen grandes ventajas en estudio de casos y controles, por la rapidez de la investigación, lo mismo cuando el factor de riesgo es continuo y generalmente permanente, como en la hipertensión arterial.

Cuando se desea mayor precisión en la relación de causa-efecto, se recurre al estudio de cohorte, en el cual, durante el seguimiento, se observa primero el factor de riesgo y luego el desenlace del efecto. Además, los aspectos de fallas en la memoria que constituyen serios problemas en los estudios de casos y controles son más fácilmente controlables en un estudio de cohorte, evitando así la introducción de sesgos.

Cuando los recursos son precarios, es más económico recurrir, en lo posible, **al estudio de casos y controles**, que requiere de un tamaño de muestra más reducido que el estudio de cohorte, y de un tiempo de ejecución también menor y, por tanto, de menor costo.

Cuando la relación tiempo-respuesta es muy larga, es decir, cuando la respuesta al estímulo del factor de riesgo es muy demorada para la aparición y determinación del efecto, **el estudio de casos y controles permite una rápida inferencia** para ver si posteriormente se justifica un estudio de cohorte, ya que este último estudio necesitaría un tamaño de muestra grande para la determinación del efecto y de un tiempo de ejecución mayor en un estudio de cohorte prospectivo.

Cuando hay dificultad para el seguimiento de los individuos adscritos al estudio, por su inestabilidad o problemas de migración u otros, **es más aconsejable un estudio de casos y controles.**

Estas pautas no constituyen reglas o dogmas; son simplemente derroteros que facilitan la selección de un determinado tipo de estudio epidemiológico.

12.3. ANÁLISIS DEL ESTUDIO EPIDEMIOLÓGICO

La interpretación y análisis de los resultados obtenidos, dependen de la inferencia causal propia a cada tipo de estudio. El análisis se hace a todos los niveles de estudios epidemiológicos, tanto en el estudio descriptivo, como en el estudio analítico o de observación y en el estudio experimental o de intervención. En cada uno de ellos, la estrategia, la finalidad del análisis y la inferencia, se enfocan en forma diferente.

El análisis en los estudios de observación y de intervención establece en resumen, los siguientes pasos para probar relación de causalidad entre un factor de riesgo y un efecto:

Primero:

Identificación de los grupos de estudio (índice) y de control (referente). **En un estudio de cohorte,** sería la identificación de la o las cohortes de exposición y la o las cohortes testigo.

En un estudio de casos y controles están, por un lado, los casos con el efecto positivo y, por otro lado, los controles con el efecto negativo.

En un estudio experimental o de intervención, sería después de la aleatorización y manipulación del grupo experimental, la asignación del o de los grupos de estudio y control.

Segundo:

Comparación del o de los grupos de estudio **(índice)** y del o de los grupos control **(referente).** Para el estudio de cohorte, la comparación se hace entre los grupos con respecto a la diferencia entre la determinación del efecto en el grupo de estudio y en el grupo control.

Para el estudio de casos y controles, la comparación se produce en la determinación del factor de riesgo. Es la diferencia en el grupo de casos y en el grupo control.

En un estudio experimental, la comparación se hará, como en el estudio de cohorte, por la diferencia en la determinación del efecto entre el o los grupos asignados como de estudio y el o los grupos asignados como control.

Tercero. Asociación:

Consistirá en establecer el test de significancia apropiado a la relación de asociación entre las variables del estudio, según su nivel de medición y el cálculo del riesgo relativo, que es la razón del riesgo de la enfermedad o efecto en un grupo de estudio y en un grupo control o grupo de menor exposición.

Cuarto. Interpretación:

Interpretación de la relación encontrada a la luz de los conocimientos actuales tendientes a establecer una asociación causal entre el o los factores de riesgo.

12.4. DIFERENTES ESTUDIOS EPIDEMIOLÓGICOS DESCRIPTIVOS

12.4.1. Encuestas de morbilidad: La encuesta de morbilidad es de utilidad para:

Apreciar la magnitud de la patología en un área. Planear servicios de atención de la salud por el conocimiento de los grupos más importantes. Establecer pautas para recursos económicos, materiales y humanos en los centros asistenciales. Observar la tendencia de la patología de un lugar.

La encuesta de morbilidad recoge directamente los datos de una muestra de la población, dando una idea global por referencia de la patología en la población, incluyendo en forma aleatoria a las personas que consultan o no, tomando tanto la demanda satisfecha y la potencial; es decir, la demanda total.

En realidad, no basta una sola encuesta de morbilidad, que es únicamente representativa de la enfermedad en la población en un momento dado, sino que el trabajador en salud necesita este recurso en forma seriada, rápida y sencilla. Esta encuesta debe contener los datos exclusivamente necesarios de manera que permita obtener rápidamente la información de utilidad, ya que una encuesta sofisticada no sólo aumenta el costo de operación, sino que atrasa seriamente y complica la obtención de la información deseada.

12.4.2. Encuesta de prevalencia:

Es un tipo más específico de encuesta de morbilidad. El estudio de prevalencia es de utilidad para: Formulación de hipótesis de causalidad. Planeación de servicios médicos. Medición de la magnitud de uno o de un conjunto de eventos epidemiológicos en una comunidad.

En las encuestas de prevalencia, por tratarse de un corte en la población, la enfermedad se puede presentar en cualquiera de las etapas de su curso.

El estudio de prevalencia incluye en su corte, no sólo a la enfermedad, sino el estudio de los factores de riesgo, con el fin de establecer su asociación con la enfermedad.

El estudio de prevalencia trata de establecer una relación entre uno o más factores de riesgo con la enfermedad, sin escoger grupos testigos. Dicha relación se hace en forma de corte, de tal manera que no se puede determinar la secuencia del tiempo que transcurre entre las primeras influencias del factor de riesgo y la enfermedad, pero sí se puede establecer la asociación entre estas dos variables. Necesitará de posteriores estudios o de la evidencia de otros estudios anteriores para establecer un tipo de asociación causal.

En un estudio de prevalencia que trata de establecer la relación entre dos eventos, como por ejemplo el nivel de colesterol, como factor de riesgo y la arterioesclerosis, como efecto o enfermedad, los pasos a seguir son los siguientes:

En primer lugar, se definen los eventos. Se establecen los criterios para el diagnóstico de la arterioesclerosis, que es una variable de naturaleza cualitativa. En cuanto al nivel de colesterol, variable de naturaleza cuantitativa, se establecen los niveles considerados normales y patológicos, según los conocimientos actuales en relación con este tema. Luego, se establece la distribución de cada uno de estos eventos en los sujetos de observación, según las variables de persona, tiempo y lugar, para observar categorías de importancia.

En segundo lugar, se relacionan los dos eventos entre sí en las categorías en que ambos tienen mayor exposición y en otras, de interés para un evento o el otro, para establecer algún tipo de asociación.

Las relaciones encontradas entre estos dos eventos, servirán de base para formular hipótesis de causalidad y hacer otros estudios observacionales para la prueba de la hipótesis deducidas a partir de este primer ensayo.

12.4.3. Análisis e interpretación

Al reunir la información en la descripción y recuento de las diversas fases o aspectos de un evento epidemiológico y de las variables asociadas causalmente o no a él, se procede a ordenarla para un mejor conocimiento de este evento epidemiológico, para comparar los hallazgos de un área con otra, con el fin de relacionar la universalidad del evento en diversas circunstancias de persona, de tiempo y de lugar; es decir, el establecimiento de la inferencia o generalización del estudio y la maximización de esta inferencia.

Dentro del proceso de análisis e interpretación del estudio descriptivo, se incluye:

✓ La búsqueda de categorías de interés epidemiológico y la técnica de cierre de campo con estas mismas categorías.

✓ La modalidad de análisis e interpretación del estudio prospectivo, transversal y retrospectivo.
✓ Categoría de interés epidemiológico: Cierre de campo.

Al aislar en cada grupo categorías de variables y detectar de éstas las más relacionadas con la distribución de un factor de riesgo o con un efecto, se está contribuyendo a aislar categorías de interés epidemiológico. Estas categorías no constituyen causalidad de por sí, pero permiten enfocar en las costumbres, hábitos y modo de vivir, la exploración de factores de riesgo que se pueden relacionar con el efecto, para formular hipótesis y para su posterior comprobación.

Varias categorías de interés, para uno o más eventos epidemiológicos, se relacionan con la finalidad de cerrar el campo. Por ejemplo, el análisis de categorías de interés, hace constatar que un evento, como la **Bisinosis**, se presenta con mayor frecuencia en ciertas categorías de interés, como el ejemplo hipotético siguiente: Hombres. Adultos. Clase socioeconómica media-baja. Grupos étnicos, el representativo del área. **Ocupación, obrero-semi-especializado. Estado civil, casado.**

La reunión de estas categorías entre sí, cierra el campo a hombres adultos, casados, de ocupación obrero. Este cierre de campo, permite entonces un nuevo estudio de un grupo específico de obreros de clase media-baja y posteriormente, un nuevo cierre de campo permitirá notar que se trata de obreros que trabajan en desmontadoras de algodón.

Un posterior cierre de campo, hará notar que se necesita una exposición prolongada al factor de riesgo para desarrollar la enfermedad, ya que no depende de la edad en sí, sino del mayor tiempo de exposición en la fábrica, lo que se confunde con los trabajadores de mayor edad; además el predominio de la enfermedad en hombres, se debe no, al sexo en sí, sino a que esta ocupación, en una región determinada, es más frecuente en hombres que en mujeres y en un grupo de edad avanzada es lógico que lo más probable es que aquellos hombres estén casados.

Es importante en un estudio descriptivo saber, qué variables entran en el ensayo y cuáles descartar o eliminar. Además, se debe fijar el tipo de variable y su forma de variación para el alcance de las conclusiones.

El estudio descriptivo, cuando se hace el seguimiento en una muestra representativa de una población general, indica en primera instancia, el corte de prevalencia de una enfermedad en esta comunidad y posteriormente la incidencia; sin embargo, aquella enfermedad puede ser más frecuente en algún sexo o en algún grupo social definido por alguna ocupación o en algún grupo de edad. No es que estas categorías, con respecto a sexo, nivel socioeconómico, ocupación, edad, forman de por sí asociaciones causales con el factor de riesgo estudiado, sino que dentro de ellas haya factores causales o factores de riesgo relacionados con los individuos, lo que convendría investigar.

12.4.3.1. Alcance y limitación del estudio descriptivo:

El estudio descriptivo generalmente presenta varios aspectos de algún evento epidemiológico para observar su comportamiento según variables de personas, de tiempo y de lugar. También dicho evento puede estar relacionado con otros factores para analizar algún tipo de asociación, sea directa, sea indirecta por medio de otros factores.

Un estudio descriptivo bien orientado, en forma de eslabón de una cadena de información, puede dar suficiente luz para investigaciones específicas de un evento, para programas de control y tratamiento en salud pública y planeación de servicios.

El estudio descriptivo reduce el evento a categorías de interés informativo, estrecha el campo de la información de base, con el fin de proyectar estudios más precisos e investigaciones de factores etiológicos que son objeto de los estudios analíticos o de observación y de los estudios experimentales.

12.5. EPIDEMIOLOGÍA CLÍNICA

El rigor en la descripción y análisis, no es sólo patrimonio de la epidemiología. El mismo esfuerzo se ha realizado en la práctica y en la investigación clínica durante los últimos cuatro decenios. El empirismo ha estado paulatinamente sustituido por el razonamiento y las técnicas de trabajo objetivo en medicina. Los pioneros en este enfoque, rápidamente se han sentido familiarizados con la epidemiología moderna y han propuesto el nombre epidemiología clínica y la sitúan tan lejos de la estadística aplicada, como de las disciplinas clínicas clásicas.

Esta disciplina de razonamiento, puede no contribuir a la comprensión del clínico y a su percepción práctica, cuando trata con los atributos personales de los pacientes, pero sin dicho razonamiento, la comprensión y la percepción muchas veces serán equivocados. La complejidad de las personas y de las enfermedades, exige que muchos juicios no puedan expresarse en términos científicos, pero es necesaria una disciplina científica que nos proporcione un abordaje lógico y objetivo en nuestras acciones con los pacientes, así como crítico en el empleo óptimo de la tecnología médica moderna.

La epidemiología clínica, surge como un método para hacer e interpretar observaciones científicas en medicina, como la aplicación de los principios y los métodos epidemiológicos a los problemas encontrados en la clínica.

El término desgraciadamente no ha resultado muy afortunado desde que el doctor John R. Paul lo propuso en 1938. Si bien el objetivo original pretendía incluir en la expresión el cuerpo de conocimientos necesario para el estudio de los diferentes determinantes de la enfermedad en la práctica médica diaria, desde entonces han surgido redefiniciones y expansiones en su significado.

Tal vez el elemento sustancial que identifica a la epidemiología clínica y del que algunos autores consideran como sinónimo, es el cuantitativo, llamado también "clinimetría"; sin embargo, no son pocos los que extienden su espectro para incluir otros tópicos como la investigación en servicios de salud, el análisis de decisiones clínicas, la medicina comunitaria, la economía, la sociología y antropologías médicas. Hoy por hoy, existe consenso de que el pilar mayor que sostiene a la epidemiología clínica, es la clinimetría, pero su íntima relación con la investigación en servicios de salud en algunos temas, hace que el límite entre ellas se torne muy impreciso. Estos temas compartidos, en la actualidad se reconocen como elementos constitutivos de las actividades que conforman el campo de la epidemiología clínica, tanto en el terreno conceptual, como en el aplicativo.

Kerr L. White, piensa que la amplia área de las investigaciones en salud es un "campo", no una actividad ni especialidad basada en disciplinas. Con límites vagos, que sin duda alguna debieran permanecer así, considera lamentables las tendencias a fragmentar y dividir el campo en parcelas o aún en fracciones aparte. Este campo, tal como Robert H. Brook lo ha manifestado, opera a dos niveles: a nivel micro, individual, clínico en el contexto de la relación médico/paciente; y a nivel macro poblacional, en el contexto de políticas y sistemas de salud y en ambos campos, intenta responder entre muchas otras, a interrogantes como: ¿funciona esta intervención o esta tecnología?, ¿cuál es su costo/efectividad?, ¿cuál es su impacto en la calidad de la atención?. Para estas acciones, algunos clínicos prefieren el término "epidemiología clínica", mientras que otros prefieren llamarlas "investigaciones sobre servicios de salud". Como atinadamente mencionan Fletcher y Wagner, hay sin duda lugar para el desacuerdo. Así, las coincidencias de intereses y disciplinas, parecen ser funciones de la organización de los departamentos universitarios y gubernamentales, no de los problemas de la gente, ni de los métodos cuantitativos y/o cualitativos indispensables, empleados para estudiarlos.

La epidemiología clínica, constituye un campo controversial. Sackett y cols., se refieren a ella como una ciencia básica para la medicina clínica;

Feinstein la considera además como el andamiaje fundamental para construir buena parte de la llamada investigación clínica; Weiss la llama estudio de la historia natural de la enfermedad y Spitzer la define como el estudio de los determinantes y los efectos de las decisiones clínicas; inclusive interesados en el tema en nuestro país como Villa Romero, la definen como "la aplicación de la metodología epidemiológica moderna en la investigación de la práctica médica, para apoyar los juicios diagnósticos, terapéuticos y pronósticos de la enfermedad y cuyo nivel inferencial es el paciente". Este nivel inferencial ha sido motivo de airadas protestas, argumentándose que si se reduce el alcance de la epidemiología al ámbito clínico, se pierde la perspectiva del fenómeno poblacional, así como el poder de resolución para estudiar y abordar problemas importantes de salud colectiva, lo cual puede distorsionar la visión de la gama de contribuciones que la epidemiología puede hacer a las condiciones de salud de la población y la percepción de prioridades y necesidades sociales.

La epidemiología clínica no es otra epidemiología, es simplemente una orientación, un campo híbrido en el que se pretende aplicar las estrategias de la epidemiología moderna, en la esfera de la atención de enfermos.

Este último enfoque es precisamente uno de los que caracteriza a la investigación en los servicios de salud a nivel de la interacción médico/paciente, (nivel micro) y a la epidemiología clínica: el diseño, la medición y la evaluación del desempeño clínico y de la calidad de la atención desde una perspectiva crítica. La novedad de este abordaje estriba, en que la preocupación por la calidad, por mucho tiempo dominada, por lo que los médicos creían era lo mejor, pasa ahora a ser evaluada también en función de las expectativas de quien es receptor de la atención (los pacientes), así como de los resultados y de los procesos que sobre ellos se ejecutan.

Luego de analizar y mezclar varias definiciones del concepto de epidemiología clínica, la que más nos satisface, es la siguiente:

Un razonamiento y método propios de trabajo objetivo en medicina, aplicados a la observación, descripción e interpretación de los hechos clínicos, que conduzcan a conclusiones válidas y a la búsqueda de las formas de intervención más eficaces. Definida así, la epidemiología clínica tiene dos grandes áreas de aplicación: por un lado en la investigación clínica, por medio de las aportaciones metodológicas que ofrece y por otra parte, en la práctica médica cotidiana, mediante los abordajes que puede desprender un clínico de su base constitutiva para una mejor forma de decisiones:

¿Es el único sujeto de interés?; ¿Deberíamos centrar nuestro interés en otros individuos?

¿Cuáles son los factores etiológicos a los que el enfermo ha estado expuesto?; ¿Cuáles deberían controlarse mediante la exposición o terapéuticamente?

¿Qué factores están asociados con un incremento en la probabilidad de tener la enfermedad?

¿Cuáles son las consecuencias de tener la enfermedad?

¿Con una detección y tratamiento tempranos, mejora el curso de la enfermedad?; ¿En qué medida se puede predecir la evolución futura de la enfermedad?

¿Cómo declarar la enfermedad?

¿Cómo se inserta mi práctica en el marco general del ejercicio médico, en el plano económico y social?

¿Qué información es realmente útil y verdaderamente necesaria?

Las actividades que en la actualidad conforman el campo de la epidemiología clínica, pueden enumerarse así:

- Clinimetría:
  - ✓ Valoración crítica de la evidencia clínica.
  - ✓ Consideraciones epidemiológicas sobre normatividad/ anormalidad, causalidad, diagnóstico, frecuencia, riesgo, pronóstico, prevención y tratamiento de la enfermedad en el ámbito de la atención clínica.

- Investigación sobre servicios de salud.
  - ✓ Valoración de la eficacia y efectividad de la tecnología médica en un plano relativo.
  - ✓ Desarrollo de métodos para medir y asegurar la calidad de la atención clínica.

- Evaluación económica de la atención clínica.
  - ✓ Los objetivos de obtener adiestramiento formal en epidemiología clínica son básicamente cuatro:
    1. Mejorar la capacidad del clínico para interpretar la literatura médica, generalmente confusa y contradictoria.
    2. Dotar al clínico de una base de mayor racionalidad para la toma de decisiones diagnósticas, terapéuticas y pronosticas.

3. Adiestrar al clínico en la conducción de investigaciones evaluativas de los determinantes en los procesos clínicos.

4, Preparar al clínico con herramientas para explorar enfoques sobre las relaciones causales en problemas de salud.

12.5.1. Control de sesgos debidos a la observación (ensayos a ciegas)

Los sesgos debidos a la observación son los que mejor se controlan a través de una planificación rigurosa del ensayo. La percepción subjetiva de los acontecimientos durante el ensayo, por parte del investigador y/o de los enfermos (personas participantes), no debe influir para nada en la interpretación de los resultados. Se han propuesto con tales fines tres tipos de ensayos que citaremos según el orden creciente de su interés científico.

En un experimento **simple ciego** (método del simple anonimato; método a una incógnita) un grupo experimental es expuesto al factor estudiado (vacuna, medicamento). Un grupo testigo es expuesto a un placebo (sustancia similar e idéntica vía de administración). Los individuos desconocen si forman parte del grupo experimental o del grupo testigo. Se comparan a continuación las respuestas fisiopatológicas en ambos grupos.

Un experimento **doble ciego** (método del doble anonimato; a dos incógnitas) se organiza de manera idéntica, pero los propios encuestadores desconocen cuál es el grupo experimental y cual es el grupo testigo; es decir, qué grupo (individuo) está expuesto al actor estudiado y qué grupo (individuo) está expuesto a un placebo. **Un ensayo clínico o epidemiológico**, se lleva a cabo esencialmente en forma de estudio a doble ciego.

Un experimento **triple ciego** está basado en el hecho de que ni el investigador ni los sujetos conocen la naturaleza de la intervención y, además, el investigador no sabe cuál es la medida, entre otras, que evalúa el efecto de tratamiento. Por ejemplo, se trata de un estudio que quiere evaluar el efecto antiarrítmico de un medicamento en los sujetos que han padecido un infarto del miocardio. Se le indica al clínico que controla a los enfermos que se quiere evaluar el papel de dicho medicamento en el control de las anomalías electrocardiográficas o su efecto sobre las enzimas séricas. El plan de evaluación llevará consigo todos estos elementos. Se intenta así controlar el sesgo de la especial atención que pudiera manifestar el investigador hacia un método de evaluación con respecto a otros.

12.6. ENSAYOS CLÍNICOS (ENSAYO TERAPÉUTICO CLÁSICO)

Todo procedimiento clínico, conservador o radical, se presta en principio al análisis por ensayo. La terapéutica medicamentosa aventaja a la cirugía en este tipo de estudios. El hecho ha sido reconocido por los propios cirujanos. No obstante, ciertos procedimientos médicos se han adoptado sin ensayos terapéuticos previos; la profilaxis y el tratamiento de la difteria, la profilaxis de la viruela, la apendicetomía o la pilorotomía, constituyen ejemplos de lo dicho.

Un ensayo terapéutico es indispensable siempre que la intervención no sea urgente (traqueotomía, etc.), sobre todo, si existen varios procedimientos y métodos alternativos y en caso de intervenciones electivas. Además, el ensayo terapéutico persigue un doble objetivo: a) Aceptar que un nuevo procedimiento (medicamento, operación, atención, etc.), es más eficaz; b) Revisar los procedimientos tradicionales que forman parte de la cultura médica; identificar entre ellos los procedimientos ineficaces y separarlos de la práctica futura.

Un ensayo terapéutico en condiciones controladas, debe realizarse siempre que el carácter de la patología estudiada, los enfermos, los posibles riesgos, el pronóstico y la ética médica lo permitan.

12.7. UN ENSAYO TERAPÉUTICO CLÁSICO

Un ensayo terapéutico clásico, es una experiencia científica en la cual un tratamiento o un procedimiento (operación, atención médica, educación, etc.) son administrados a enfermos y sanos con fines diagnósticos, terapéuticos o de prevención primaria (profilaxis).

El desarrollo y lanzamiento de un nuevo medicamento, constituyen una tarea compleja y de larga duración, que conlleva varias etapas entre las cuales se encuentran aquéllas destinadas a demostrar una relación causal entre tratamiento y curación (o mejoría del estado de salud), siguiendo el esquema de un estudio experimental anteriormente explicado.

En América del Norte, por ejemplo, el trabajo total que discurre desde el descubrimiento de una nueva fórmula química hasta su comercialización, representa un esfuerzo de alrededor de 10 años y un costo de 10 millones de dólares.

La reciente aplicación de los ensayos clínicos a las enfermedades no contagiosas (por ejemplo, la enfermedad coronaria), ha planteado nuevos problemas. Estudios de este tipo son largos (una o varias decenas de años) y su costo considerable.

12.8. FASES DEL TRABAJO EXPERIMENTAL CON UN NUEVO MEDICAMENTO

12.8.1. Los ensayos sobre humanos se dividen en cuatro fases

Fase I: **Estudio de la farmacología clínica:** Determinación de las propiedades farmacológicas y maximización del impacto terapéutico. Sujetos sanos: ensayos de 1 - 4 semanas de duración sobre animales preceden a esta fase. Se comienza con el 2% de la dosis efectiva en animales y luego se va doblando hasta alcanzar una dosis eficaz en el hombre. Los efectos tóxicos exigen un estudio de 3 a 12 meses en los animales, la tercera parte de los productos tóxicos para el animal lo son también para el hombre.

Fase II: **Encuesta clínica:** Eficacia en una o varias indicaciones clínicas. Ensayos no controlados. Estimación de la relación riesgo/beneficio. Sujetos enfermos.

Fase III: Ensayo terapéutico propiamente dicho.

Fase IV: Ensayos comparativos (dos grupos, crossovers, comparación de grupos apareados, análisis secuencial).

REFERENCIAS

BAKER, G. Ensayo sobre la causa del cólico endémico de Devonshire. Parte I. Desarrollo Histórico, pp. 28 - 31. En El Desafió de la Epidemiología. Problemas y lecturas Seleccionadas.

BERNSTEIN, P. L. Against the Gods. The Remarkable Story of Risk. Wiley, New York. 1996.

CASAL, G. De la afección que en esta provincia se llama vulgarmente mal de la rosa. Parte I. Desarrollo Histórico, pp. 25 - 27. En El Desafió de la Epidemiología. Problemas y lecturas Seleccionadas. OMS/OPS Publicación Científica No. 505. 1994.

CHAGAS, C. Una nueva entidad mórbida del hombre: Informe de estudios etiológicos y clínicos. Parte I. Desarrollo Histórico, pp. 83 - 84. En El Desafió de la Epidemiología. Problemas y lecturas Seleccionadas. OMS/OPS Publicación Científica No. 505. 1994.

DUBOS R. L´Home et l´adaptation au mileu. Payot. Paris, 1973.

ENGELS F. *Dialéctica de la Naturaleza.* (Disponible en varias ediciones y en muchos idiomas.)

EYLER, J. M. The conceptual origins of William Farr´s epidemiology: numerical methods and social thought in the 1830s, in Times, Places and Persons. Aspects of the History of Epidemiology, A. M. Lilinfeld, ed. Jonhs Hopkins University Press. Baltimorre, USA, pp 1 -21. 1978.

FARR, W. Mortalidad de los mineros: Una selección de los informes y escritos de William Farr. Parte I. Desarrollo Histórico, pp. 69 - 73. En El Desafió de la Epidemiología. Problemas y lecturas Seleccionadas. OMS/OPS Publicación Científica No. 505. 1994.

FEINSTEIN, A. R. *Clinical bioestadistics.* XX. The epidemiologic trohoc, the ablativo risk ratio, and retrospective research. *Clinical Pharmacology and Therapeutics* 14, 291 – 307. 1973.

FEINSTEIN, A. R. *Clinical bioestadistics.* XXXIV. The other side of statistical significance: alfa, beta, delta and the calculation of sample size. *Clinical Pharmacology and Therapeutics* 18, 491. 1975.

FINLAY, C. J. *El mosquito hipotéticamente considerado como agente de transmisión de la fiebre amarilla.* Parte I. Desarrollo Histórico, pp. 63 - 68. En El Desafió de la Epidemiología. Problemas y lecturas Seleccionadas. OMS/OPS Publicación Científica No. 505. 1994.

FRANKEL O. *Nuestra responsabilidad en la evolución. Le Courrier de l´Unesco, 1980.*

GALTUNG J. J. *Teoría y métodos de investigación social.* Tomo I. Ed. Eudeba. Buenos Aires, Argentina. 1966.

GARUNT, J. *Natural and Political observations made upon the Bills of Mortality.* London 1662. Republished by the Johns Hopkins Press, Baltimorre, USA, 1939.

GOETHE. *Evolucionismo, positivismo, eclecticismo.* En Laín Entralgo P. Historia de la Medicina. Ediciones Científicas y Técnicas, S.A. Reimpresión 1998, México DF.

GOLDBERGER, J. Estudio sobre la pelagra. Parte II, pp. 101 - 105. En El Desafió de la Epidemiología. Problemas y lecturas Seleccionadas. OMS/OPS Publicación Científica No. 505. 1994. OMS/OPS Publicación Científica No. 505. 1994.

HYMAN, H. *Survey Design and Analysis.* Free Press, New York. USA. 1955.

JENNER, E. Una encuesta sobre las causas y los efectos de la vacunación antivariolosa. Parte I. Desarrollo Histórico, pp. 32 - 33. En El Desafió de la Epidemiología. Problemas y lecturas Seleccionadas. OMS/OPS Publicación Científica No. 505. 1994.

KENDALL P. L., LAZARSFELD P.F. *Problems of Survey Analysis*, en Merton R. K., Lazarsfeld (comps.) Continuities in Social Research. Free Press. Glencoe, pp -328 -338. Año 1950.

KISH L. *Some statistical problems in research design.* Amer. Sociol. Rev. N° 26, pp. 328 -338. Año 1961.

LAST J. M. *Diccionario de epidemiología, p. 47.* Salvat Editores, S.A. Barcelona, España 1989.

LAZARSFELD P.F., *Evidence and interference in social research.* Daedalus, LXXXVII, pp 90 -130. Año 1958.

LIND, J. Una investigación sobre la naturaleza, las causas y la curación del escorbuto. Parte I. Desarrollo Histórico, pp. 20 - 24. En El Desafió de la Epidemiología. Problemas y lecturas Seleccionadas. OMS/OPS Publicación Científica No. 505. 1994.

MAC MAHON, B.; PUGH, T.F. *Epidemiology: Principles and Methods.* Little Brown, Boston, USA. 1970.

MARX C. *El Capital.* Fondo de Cultura Económica. 3ª. Edición. México 1964.

MIDDLETON, J. The blues and pellagra: a public Health detective store. British Medical Journal, 319 -1 209. 1999.

ORGANIZACIÓN PANAMERICANA DE LA SALUD. Hipócrates. Aires, Aguas y Lugares. Discusión. Parte I. Desarrollo Histórico, pp. 18 -19. En El Desafió de la Epidemiología. Problemas y lecturas Seleccionadas. 1994. OMS/OPS Publicación Científica No. 505. 1994.

OPS / OMS. *Glosario de Términos en Salud Ambiental.* Centro Panamericano de Ecología Humana y Salud. División de Salud y Ambiente. Metepec, Estado de México, MEXICO, 1995.

ORTEGA Y GASSET J. *¿Qué es filosofía?* Editorial Paidos. España, 1958.

PANUM, P. L. Observaciones realizadas durante la epidemia de sarampión en las Islas Feroe en 1846. Parte I. Desarrollo Histórico, pp. 38 - 42. En El Desafió de la Epidemiología. Problemas y lecturas Seleccionadas. OMS/OPS Publicación Científica No. 505. 1994.

PARSONS. CITADO POR SAN MARTÍN H. en *Ecología Humana y Salud, p. 18.* Salud y Enfermedad. La Prensa Médica Mexicana, S.A. 4ª. Reimpresión, México 1988.

REID, D. D. Enfermedad y Estrés en pilotos en vuelos operativos. Parte II, pp. 129 - 139. En El Desafió de la Epidemiología. Problemas y lecturas Seleccionadas. OMS/OPS Publicación Científica No. 505. 1994.

RYLE, J. A. Medicina Social y Salud Pública. Parte II, pp. 126 - 128. En El Desafió de la Epidemiología. Problemas y lecturas Seleccionadas. OMS/OPS Publicación Científica No. 505. 1994.

RUSH D., DAVIS H., SUSSER M. W. *Antecedents of Low Birth Weight.* Proceedings of the International Epidemiological Association. Primosten, Yugoslavia. Agosto 1971.

SAN MARTÍN H. *El hombre y su ambiente. Santiago de Chile y Buenos Aires Argentina.* Ed. Almendros, 1968.

SAN MARTÍN H. *Ecología humano y salud.* 2ª. Edición. La Prensa Médica Mexicana, S.A. de C.V. México 1988.

SAN MARTÍN H. *Elementos de ecología humana.* Ecología humana y salud. La Prensa Médica Mexicana, S.A. de C.V. Reimpresión, México 1988.

SHEPHARD, D.A.E. John Snow. *Anesthetist to a Queen and Epidemiologyst to a Nation. A Biography.* York Point. Cornwal. Price Edward Island. Canada. 1995.

SIMON H. A. *Spurious correlation: A causal interpretation.* J. Amer. Statist. Ass. N° 49, pp. 467-479. Año 1954.

SMMELWEIS, I. *Etiología, concepto y profilaxis de la fiebre puerperal.* Parte I. Desarrollo Histórico, pp. 47 - 62. En El Desafió de la Epidemiología. Problemas y lecturas Seleccionadas. OMS/OPS Publicación Científica No. 505. 1994.

STEVENS S. S. *On the theory of scales of measurement.* Science 1003: 677 - 680. Año 1946.

SUSSER. M. W. *Aging and the field of public Health,* en Riley M.W., Riley J.W. and Johnson M. (comps.) *Aging and the Professions,* pp – 137 -146.Russell Sage Foundation. New York 1969.

SUSSER, M.W. *Límites de la epidemiología.* El pensamiento causal en las ciencias de la salud. Conceptos y estrategias en epidemiología, pp. 15 -21. Biblioteca de la salud. Secretaria de Salud. Fondo de cultura económica. México 1991.

TAKAKI, B. La preservación de la salud entre el personal de la marina y el ejército de tierra Japonés. Parte I. Desarrollo Histórico, pp. 77 - 82. En El Desafió de la Epidemiología. Problemas y lecturas Seleccionadas. OMS/OPS Publicación Científica No. 505. 1994.

TERRIS M. *Aproximaciones a una epidemiología de la salud.* La revolución epidemiológica y la medicina social. Compilación de Ignacio Almada Bay y Daniel López Acuña. Siglo Veintiuno Editores, S.A. México 1982.

THOMSON A. M., *Diet in pregnancy: 3. Diet in relation to the course and outcome of pregnancy.* Brit. J. Nutr. 13, pp -509 -525. Año 1959.

VILLERMÉ, L. R. Reseña del estudio físico y moral de los obreros de las industrias del algodón, la lana y la seda. Parte I. Desarrollo Histórico, pp. 34 - 37. En El Desafió de la Epidemiología. Problemas y lecturas Seleccionadas. OMS/OPS Publicación Científica No. 505. 1994.

SOBRE EL AUTOR

MED. M. en C. OMAR GARFIAS ROJAS.

Nació en la Ciudad de México D. F. en el año de 1940. En 1967 se graduó de Médico Cirujano en la Facultad de Medicina de la Universidad Nacional Autónoma de México (UNAM).

FORMACIÓN ACADÉMICA: De 1968 a1971, realizó la Especialidad de Medicina del Trabajo, becado por el Instituto Mexicano del Seguro Social (IMSS) con reconocimiento de la UNAM. De 1975 a 1977, realizo la Maestría en Investigación en Salud Pública en la Unidad Iztapalapa de la Universidad Autónoma Metropolitana (UAM) becado por el IMSS y obteniendo el Grado de Maestro en Investigación en Salud Pública por parte de la UAM. De 1997 al 2002, realizo los siguientes:

DIPLOMADOS: Diplomado en Derecho de la Educación y de la Autonomía, UNAM – Instituto Politécnico Nacional (IPN). Diplomado en Historia y Filosofía de la Medicina en la Facultad de Medicina de la UNAM. Diplomado en Talleres de Bioética en la Escuela Superior de Medicina (ESM) del IPN. En 1987, fue **Certificado (Nº 127)** por el "Consejo Mexicano de Certificación en Medicina del Trabajo" A.C., actualmente continua con Certificación Vigente por el "Consejo Nacional Mexicano de Medicina del Trabajo" A.C.

ACTIVIDADES ACADÉMICAS: De 1972 a la fecha, es Profesor de Carrera Titular "C" impartiendo la catedra de Medicina del Trabajo en la ESM del IPN (40 años). De 1988 al 2003, Profesor – Tutor del Programa Único en Maestrías y Doctorados en Ciencias Médicas, Odontológicas y de la Salud. Área de Ciencias de la Salud. Línea de Investigación Epidemiología aplicada a la Salud en el Trabajo, División de Estudios de Postgrado e Investigación de la Facultad de Medicina de la UNAM. De 1996 a 1997, Coordinador académico del Primer Diplomado en México, sobre Medicina del Trabajo, impartido en el "Campus Poniente" de la Universidad Anáhuac.

EXPERIENCIA PROFESIONAL: de 1971 a 1996, trabajo en el IMSS como: Médico Responsable del Servicio de Medicina del Trabajo de la Clínica No. 14 del IMSS (1971 -1974). Asesor Médico del Departamento de Análisis y Supervisión Operativa de la Jefatura de Medicina del Trabajo, IMSS. Titular del Depto. de Estadística, Análisis y Programación de la Jefatura de Medicina del Trabajo IMSS. Integrante del "**Grupo de Evaluación**" de la Dirección General del Instituto Mexicano del Seguro Social (1982 – 1983). Titular de la Unidad de Bioestadística del Depto. de Programación, Evaluación y Bioestadística de la Jefatura de Medicina del Trabajo, IMSS. Titular de la Unidad de Control de la Información del Depto. de Programación, Evaluación y Control de la Jefatura de Medicina del Trabajo IMSS. Titular del Depto. de Bioestadística de la Jefatura de Salud en e Trabajo, IMSS. Titular del Dpto. de Informática de la Jefatura de Salud en el Trabajo, IMSS (1995 – 1996).

ACTIVIDADES PROFESIONALES ADICIONALES: de 1977 a la fecha: Profesor invitado o Coordinador de Eventos Académicos en: Universidad Autónoma de Tamaulipas, Morelos e Hidalgo. Instituto Nacional de Salud Pública. Academia Nacional de Medicina. Academia Nacional de Cirugía. Centro Interamericano de Estudios de Seguridad Social. Secretaría del Trabajo y Previsión Social. Universidad Veracruzana. De 1988 a la fecha: Miembro Activo de Comités y Jurados en la Especialidad de Medicina del Trabajo de la UNAM y de Maestrías y Doctorados en Ciencias de la Salud. Área Salud en el Trabajo.

SOCIEDADES MÉDICAS: Primer Presidente de la Academia de Profesores del Departamento de Medicina Social y Salud Pública de la ESM - IPN (1988 – 1989). Presidente de la Academia de Profesores de Medicina del Trabajo de la ESM – IPN (2001 – 2005), (2007 – 2011). Representante Académico de las Academias de las asignaturas básicas y sociomédicas ante el H. Consejo Técnico Consultivo Escolar de la ESM - IPN (2000 – 2001). REPRESENTANTE DEL PERSONAL ACADÉMICO DE LA ESCUELA SUPERIOR DE MEDICINA ANTE EL H. CONSEJO GENERAL CONSULTIVO DEL INSTITUTO POLITÉCNICO NACIONAL (2000 – 2001). Representante Académico de las Academias de las asignaturas sociomédicas del Departamento de Salud Pública y Ciencias Sociales, ante el H. Consejo Técnico Consultivo Escolar de la ESM - IPN (2005 – 2006). A partir de Septiembre de 2012, Representante Académico de las Academias del Departamento de Formación Humanística y Sociomédica, ante el H. Consejo Técnico Consultivo Escolar de la ESM – IPN.

ASOCIACIONES PROFESIONALES: Socio Fundador de la "SOCIEDAD DE RESIDENTES Y EXRESIDENTES EN MEDICINA DEL TRABAJO", A. C. "BERNARDINO RAMAZZINI" del IMSS (1970). Presidente de la "Sociedad Mexicana de Especialistas en Medicina del Trabajo" A. C. (1988 – 1992). Secretario del "CONSEJO MEXICANO DE CERTIFICACIÓN

EN MEDICINA DEL TRABAJO" A. C. con reconocimiento e idoneidad del "COMITÉ NACIONAL DE CONSEJOS DE ESPECIALIDADES MÉDICAS" (CONACEM) A.C. (1990 – 1994) de México. Coordinador del Comité Examinador del "CONSEJO MEXICANO DE CERTIFICACIÓN EN MEDICINA DEL TRABAJO" A.C. con reconocimiento e idoneidad del CONACEM. (1994 – 1996) (2008 – 2010) de México. A partir de julio de 2012, Coordinador del Comité Examinador del "CONSEJO NACIONAL MEXICANO DE MEDICINA DEL TRABAJO" A.C. con reconocimiento e idoneidad del CONACEM de México.

ACTIVIDADES PROFESIONALES INDEPENDIENTES: Consultor en Medicina del Trabajo, Riesgos Profesionales e Invalidez. DESPACHO FERRAL DE LA FUENTE Y ASOC. S.C. MÉXICO DF.

DISTINCIONES: Diploma y Medalla de bronce otorgado por la UNAM a los 10 (diez) años de servicios académicos en marzo de 1998. Diploma y Medalla de bronce otorgado por la UNAM a los 15 (quince) años de servicios académicos en marzo de 2003. DIPLOMA DE Y MEDALLA AL MERITO DOCENTE "MAESTRO RAFAEL RAMIREZ" EN RECONOCIMIENTO A LA OBRA EDUCATIVA REALIZADA DURANTE 30 (TREINTA) AÑOS DE SERVICIO, FORMANDO DÍA A DÍA GENERACIONES DE MEXICANAS Y MEXICANOS; [...]. México D.F. 15 de mayo de 2003. DIPLOMA DE HONOR Y MEDALLA AL MERITO DOCENTE "MAESTRO RAFAEL RAMIREZ" EN RECONOCIMIENTO A LA OBRA EDUCATIVA REALIZADA DURANTE 30 (TREINTA) AÑOS EN BIÉN DE LA NIÑEZ Y DE LA JUVENTUD MEXICANAS. MÉXICO D.F. 15 de mayo de 2003.

PUBLICACIONES: Ha escrito diversos Capítulos de Libros y Artículos en Revistas Especializadas sobre Medicina y Salud en el Trabajo.